临床技术操作规范

辅助生殖技术和精子库分册

（2021修订版）

中华医学会生殖医学分会　编著

主　编　孙莹璞　黄国宁　孙海翔

副主编　邓成艳　黄学锋　刘　平　周灿权

人民卫生出版社

·北　京·

图书在版编目（CIP）数据

临床技术操作规范. 辅助生殖技术和精子库分册：2021修订版／中华医学会生殖医学分会编著. —北京：人民卫生出版社，2021.9（2024.12重印）

ISBN 978-7-117-31982-9

Ⅰ. ①临…　Ⅱ. ①中…　Ⅲ. ①临床医学–技术操作规程②试管婴儿–技术操作规程　Ⅳ. ①R4-65②R321-33

中国版本图书馆 CIP 数据核字（2021）第 172741 号

人卫智网	www.ipmph.com	医学教育、学术、考试、健康，购书智慧智能综合服务平台
人卫官网	www.pmph.com	人卫官方资讯发布平台

临床技术操作规范
辅助生殖技术和精子库分册（2021修订版）
Linchuangjishu Caozuo Guifan
Fuzhushengzhijishu he Jingziku Fence（2021 Xiudingban）

编　　著：	中华医学会生殖医学分会
出版发行：	人民卫生出版社（中继线 010-59780011）
地　　址：	北京市朝阳区潘家园南里 19 号
邮　　编：	100021
E - mail：	pmph @ pmph.com
购书热线：	010-59787592　010-59787584　010-65264830
印　　刷：	北京虎彩文化传播有限公司
经　　销：	新华书店
开　　本：	787×1092　1/16　印张：9　插页：1
字　　数：	219 千字
版　　次：	2021 年 9 月第 1 版
印　　次：	2024 年 12 月第 3 次印刷
标准书号：	ISBN 978-7-117-31982-9
定　　价：	79.00 元

打击盗版举报电话：010-59787491　E-mail：WQ @ pmph.com
质量问题联系电话：010-59787234　E-mail：zhiliang @ pmph.com

编委（以姓氏笔画为序）

王晓红　空军军医大学唐都医院
邓成艳　中国医学科学院北京协和医院
卢文红　国家卫生健康委科学技术研究所
伍琼芳　江西省妇幼保健院
全　松　南方医科大学南方医院
刘　平　北京大学第三医院
孙莹璞　郑州大学第一附属医院
孙海翔　南京大学医学院附属鼓楼医院
李艳辉　华中科技大学同济医学院附属协和医院
沈　浣　北京大学人民医院
张松英　浙江大学医学院附属邵逸夫医院
陈秀娟　内蒙古医科大学附属医院
邵小光　大连市妇女儿童医疗中心
周灿权　中山大学附属第一医院
郝桂敏　河北医科大学第二医院
胡　蓉　宁夏医科大学总医院
冒韵东　南京医科大学第一附属医院
姚　兵　中国人民解放军东部战区总医院
徐　阳　北京大学第一医院
高　颖　华中科技大学同济医学院附属协和医院
黄元华　海南医学院第一附属医院
黄国宁　重庆市妇幼保健院
黄学锋　温州医科大学附属第一医院
覃爱平　广西医科大学第一附属医院
滕晓明　上海市第一妇婴保健院

序

我曾经说,对于生殖或者人口,我们有六个面对或要解决的问题,这就是:想不想生,生几个,能不能生,怎么生,怎么生好,怎么生个好孩子。

从宏观上来讲,我们面临的是人口增长缓慢,人们的生育欲望下降、生育能力下降,老龄化及出生缺陷较高。这涉及人口繁衍、民族昌盛和国家富强。这是我们,作为妇产科医师一个非常重要的医疗卫生、社会政治任务。

而作为解决生育的一个重要技术问题,或者辅助生殖就有其特别的地位和作用。历经十余年的临床实践、经验积累和试验研究,中华医学会生殖医学分会专家共同努力,把《临床技术操作规范——辅助生殖技术和精子库分册(2021修订版)》(以下简称《规范》)修订、再版,奉献给社会,奉献给同道,就显得更有意义、更有价值。我想有几点是非常值得称道的:

其一,《规范》开宗明义,非常重视辅助生殖的伦理原则,这是我们从事这一工作的基本标准、严格章法。科技进步固然促进医学发展,却不总意味着文明的上升,科技的滥用可能恰恰走向反面。或者,我们"能够做"的与"应该做"的并不是一回事,我认为,我们更需强调应该做什么,而不是一味地追求我们能够做什么。

其二,我们的《规范》就是要使技术工作做到有章可循、有据可依,效果至上、质量第一。近些年,辅助生殖技术不断推广,相关技术人员不断增长,就更应该做到多而有序、忙而不乱、量而有质。

其三,任何工作、任何技术都是需要调控的,尤其是人口问题、人口的技术问题。所以,应该有调控、应该有管理。《规范》是管理的一个重要依据、一个可靠方法——这也是我们所企冀的。

热诚希望这本《规范》对于辅助生殖技术,对于妇产科学、对于人口学、社会学都是有价值的必读本或参考书。当然,它会融入我们整个"健康中国,人人健康"的伟大的战略计划中去!

谢谢主编和编撰的专家们!
谢谢读者同道们!

郎景和

二○二一年秋

前　言

　　《临床技术操作规范——辅助生殖技术和精子库分册(2021修订版)》是由中华医学会生殖医学分会组织专家编写的我国指导和规范全国辅助生殖技术医务工作者诊断及治疗行为的学术著作,本书的编写和出版主旨是对辅助生殖技术临床医务人员的医疗、护理等技术操作行为提出具体的要求,使辅助生殖技术临床医务人员的医疗工作有章可循、有据可依,有利于提高辅助生殖技术临床医务人员的综合素质和医疗质量;有利于加强对辅助生殖技术的管理;使这项技术安全有效地服务于不孕不育人群。

　　《临床技术操作规范——辅助生殖技术和精子库分册》于2010年正式出版发行,至今已11年,这个阶段也是国内外辅助生殖技术水平飞速发展的阶段,临床治疗成功率显著提高,辅助生殖技术的理论水平也取得了很大的进展,不断出现的新技术和新方法广泛应用于辅助生殖技术治疗中。我国从事辅助生殖技术治疗的机构也在不断增加,根据国家卫生健康委员会公布的数据,截至2020年年底,我国经批准开展辅助生殖技术的医疗机构生殖医学中心共计536家,精子库27家,每年实施辅助生殖技术治疗周期近100万个,出生试管婴儿约50万名。辅助生殖技术飞速发展的同时也带来了一些亟待解决的问题,如高龄患者的增加、多胎妊娠等并发症的增加。为了适应辅助生殖技术理论水平进步以及新技术的应用等,特此修订本书。

　　本次修订在保留了原书的结构和框架的基础上,增加了辅助生殖技术实验室场所设置及人员要求、卵子体外成熟、生育力保存、辅助生殖技术数据上报、时差显微镜的应用及参数设置以及人类精子库的设置、管理等章节,并对辅助生殖技术伦理委员会的设置、职责及审查范围等进行了细化,在辅助生殖技术质量控制部分增加了关键指标的设置等。

　　全书共分为六章,在保持原书科学性、权威性以及指导性的基础上,除了对相关内容进行了更新外,更注重实用性和可操作性,力求做到指导性和操作性兼顾,以便于更好地指导和规范广大辅助生殖技术临床医务人员的临床治疗工作,供全国辅助生殖技术临床医务人员在医疗实践中遵循。

　　本次修订还得到了中华医学会生殖医学分会全体委员及其他专家的支持和帮助,尤其是中华医学会生殖医学分会副秘书长邵小光教授、委员高颖教授以及工作秘书胡琳莉教授等专家的大力支持! 在此表示衷心的感谢。本书参编人员多数在临床一线工作,在繁忙工作中完成了对本书的编写,虽然经过反复论证、反复征求意见、反复修改,仍难免存在一些不足之处,本书出版之际,恳切希望各位同道在实施过程中发现问题并及时反馈给我们,欢迎发送邮件至邮箱 renweifuer@ pmph.com,或扫描封底二维码,关注"人卫妇产科学",对我们的工作予以批评指正,以期再版修订时进一步完善。希望本书能更好地指导临床工作,促进我国辅助生殖技术事业的发展。

孙莹璞　黄国宁　孙海翔
中华医学会生殖医学分会
2021 年 10 月

目　录

第一章　人类辅助生殖技术伦理

第一节　辅助生殖技术伦理原则

为安全、有效、合理地实施人类辅助生殖技术,保障个人、家庭以及后代的健康和利益,维护社会公益性,中华人民共和国原卫生部(现国家卫生健康委员会,以下简称"卫健委")颁布了《卫生部关于修订人类辅助生殖技术与人类精子库相关技术规范、基本标准和伦理原则的通知》(卫科教发〔2003〕176号)文件,规范了开展辅助生殖技术治疗的伦理原则。

本节将针对开展人类辅助生殖技术治疗的伦理原则及实施细则进行阐述。

一、伦 理 原 则

(一) 有利于患者的原则

1. 综合考虑患者病理、生理、心理及社会因素,医务人员有义务告诉患者目前可供选择的治疗手段、利弊及其所承担的风险,在患者充分知情的情况下,提出有医学指征的选择和最有利于患者的治疗方案。

2. 禁止以多胎和商业化赠卵为目的的促排卵。

3. 在遵守相关规范以及规定的前提下,不育夫妇对实施人类辅助生殖技术过程中获得的配子、胚胎拥有其选择处理方式的权利,技术服务机构必须对此有详细的记录,并获得夫、妇或双方的书面知情同意。

4. 不得买卖患者的配子和胚胎。在未征得其知情同意情况下,不得对患者的配子和胚胎进行任何处理。

(二) 知情同意的原则

1. 夫妇双方必须自愿同意并签署书面知情同意书后方可实施人类辅助生殖技术。

2. 医务人员须让接受人类辅助生殖技术的夫妇了解实施该技术的必要性、实施程序、可能承受的风险,以及为降低这些风险可采取的措施、该机构稳定的成功率,每周期大致的总费用及进口、国产药物选择等与患者作出合理选择相关的实质性信息。

3. 接受人类辅助生殖技术的夫妇在任何时候都有权提出中止该技术的实施,并且不会影响对其今后的治疗。

4. 医务人员必须告知接受人类辅助生殖技术的夫妇及其已出生的孩子随访的必要性。

5. 医务人员有义务告知捐赠者对其进行健康检查的必要性,并签署书面知情同意书。

(三) 保护后代的原则

1. 医务人员有义务告知受者通过人类辅助生殖技术出生的后代与自然受孕分娩的后代享有同样的法律权利和义务,包括后代的继承权、受教育权、赡养父母的义务、父母离异时对孩子监护权的裁定等。

2. 医务人员有义务告知接受人类辅助生殖技术治疗的夫妇,他们对通过该技术出生的孩子(包括对有出生缺陷的孩子)负有伦理、道德和法律上的权利和义务。

3. 如果有证据表明实施的技术将会对后代产生严重的生理、心理和社会损害,医务人员有义务停止该技术的实施。

4. 医务人员不得对近亲间及任何不符合伦理、道德原则的精子和卵子实施人类辅助生殖技术。

5. 医务人员不得实施任何形式的代孕技术。

6. 医务人员不得对其实施胚胎赠送助孕技术。

7. 在尚未解决人卵胞质移植和人卵核移植技术安全性问题之前,医务人员不得实施以治疗不育为目的的人卵胞质移植和人卵核移植技术。

8. 同一供者的精子最多只能使 5 名妇女受孕。

9. 医务人员不得实施以生育为目的的嵌合体胚胎技术。

(四) 社会公益原则

1. 医务人员必须遵守相关法律法规及技术规范,如禁止为单身妇女实施人类辅助生殖技术等。

2. 根据《中华人民共和国母婴保健法》,医务人员不得实施非医学需要的性别选择。

3. 医务人员不得实施生殖性克隆技术。

4. 医务人员不得将异种配子和胚胎用于人类辅助生殖技术。

5. 医务人员不得进行各种违反伦理、道德原则的配子和胚胎实验研究及临床工作。

(五) 保密原则

1. 互盲原则　凡使用供精实施的人类辅助生殖技术,供方与受方夫妇应保持互盲、供方与实施人类辅助生殖技术的医务人员应保持互盲、供方与后代保持互盲。

2. 机构和医务人员对使用人类辅助生殖技术的所有参与者(如卵子捐赠者和受者)有实行匿名和保密的义务。匿名是藏匿供体的身份;保密是藏匿受体参与配子捐赠的事实以及对受者有关信息的保密。

3. 医务人员有义务告知捐赠者不可查询受者及其后代的一切信息,并签署书面知情同意书。

(六) 严防商业化的原则

1. 机构和医务人员对要求实施人类辅助生殖技术的夫妇,要严格掌握适应证,不受经济利益驱动而滥用人类辅助生殖技术。

2. 供精、赠卵只能是以捐赠助人为目的,禁止买卖,但是可以给予捐赠者必要的误工、交通和医疗补偿。

(七) 伦理监督的原则

1. 为确保以上原则的实施,实施人类辅助生殖技术的机构应建立生殖医学伦理委员会,并接受其指导和监督。

2. 生殖医学伦理委员会应由医学伦理学、心理学、社会学、法学、生殖医学、护理学专家和群众代表等组成。

3. 生殖医学伦理委员会应依据上述原则对人类辅助生殖技术的全过程和有关研究进行监督,开展生殖医学伦理宣传教育,并对实施中遇到的伦理问题进行审查、咨询、论证和建议。

二、实 施 细 则

（一）尊重原则

在辅助生殖技术中,尊重原则是所有伦理原则中最重要的。尊重原则是指对能够自主的患者自主性的尊重,同时包括尊重配子和尊重胚胎。胚胎是人类生物学生命,具有发育成为人的潜能,更应该得到人的尊重。

（二）自主原则

自主原则是指在医疗活动中患者有独立的、自愿的决定权,是维系医患之间的服务与被服务关系的核心。自主原则的实现有其必要的前提条件:①要保证医务人员为患者提供适量、正确并且患者能够理解的诊疗护理信息;②要保证患者有正常的自主能力,情绪是正常的,决定是经过深思熟虑并与家属讨论过的;③要保证患者自主性的选择和决定不会与他人利益、社会利益发生严重的冲突。

（三）公正原则

公正原则首先体现在具有同样需求的不孕症患者,应该得到同样的医疗待遇、同样的服务态度和医疗水平,不能因为医疗以外的其他因素,如民族、性别、职业、信仰、党派、国籍和血缘等条件而亲此疏彼。其次,公正原则还体现在对不同医疗需要的患者,给予不同的医疗对待。公正原则不否认人人均有的生命和健康的权利,但也不是人人都应得到平均的医疗保健和照顾。给予不同需要的患者以平均的医疗资源、医疗照顾待遇,也是一种不公正。在稀有医疗资源分配中就应以医疗需要为首要条件。公正除了对就医患者的公正外,还应考虑对子代、利益相关方乃至社会公益的公正。

（四）严禁技术滥用原则

辅助生殖技术属于限定使用技术,其中包含一些探索性使用技术,如人造配子技术、人卵胞质移植及核移植技术、线粒体移植技术等,这些技术在未得到临床数据的支持下,不得用于以生育为目的的临床治疗;以生育为目的禁止使用技术,如克隆人的技术、配子混合使用技术、代孕技术、胚胎赠送等。探索使用技术可以经过正规程序审批后进行探索性使用,禁止使用技术则是坚决禁止的。

（五）辅助检查的伦理原则

辅助检查的伦理原则是指医务人员在医疗辅助检查活动中必须遵循的道德规范。辅助检查的道德规范是:①不能滥用各种检查。辅助检查要有疾病诊断指征的根据,有计划、有目的地选择必要的检查项目,以解决诊断和治疗的问题。②辅助检查的程序应该是先简单后复杂、先无创后有创、先费用少后费用高。这个程序原则不仅符合医学目的,而且也符合患者利益。医师要慎重选择辅助检查,不到非用不可时不轻易做检查,没有把握的新检查手段不能乱用。

（六）用药的伦理原则

用药的伦理原则是指医疗用药活动中必须遵守的道德规范。辅助生殖工作者在用药问题上应持谨慎态度、以科学和伦理为基础、按最优化原则慎重选择用药。用药伦理原则具体是:①禁止不合理用药。凡违背医药学原理的,或不符合患者病情和生理状况的用药,属于不合理用药或滥用药物。②用药既要看到近期疗效,也要注意远期不良影响。在用药取得最佳近期疗效的同时,还要考虑药物蓄积可能对患者生命质量的影响,应考虑患者的长远效应。③坚持医疗原则用药。不能为了获取经济效益而滥开药物处方,增加患者的负担。同时也要拒绝少数患者的无理要求,不能迎合患者的好恶而多用药、用与疾病无关的保健类药等。

(七) 严防医源性疾病原则

严防医源性疾病原则是指患者在诊治或预防疾病过程中由于医学的某种原因,包括药物、诊疗措施、医务人员的行为和言语以及由错误的医学理论或实验导致的疗法等因素引起的疾病。

(八) 不伤害原则

不孕症患者的治疗中,对剩余配子与胚胎的研究以及未来的临床应用研究中,如果出现利弊并存的矛盾,在权衡利弊时,应采取"两害相权取其轻"的原则,并尽可能采取措施予以避免。对研究者和临床应用者的计划和行为要作出科学的判断,如对人体有可能出现伤害的情况,应立即停止。

(九) 双重效应原则

双重效应原则是一种对医疗措施和行为进行道德评价的原则。任何医疗措施都具有两重性或双重效应。某一医疗措施的目的是好的,而且也可以带来明确的正面效应,这是医疗行为的直接效应,亦称第一效应;同时也会伴随着不可避免的技术性伤害,如药物的毒副作用、手术的并发症等,这是医疗行为的间接效应,亦称第二效应,但不是此行为的目的。双重效应原则认定对医疗行为的道德判断以第一效应为主。在辅助生殖技术应用双重效应原则时,必须符合两个要素:一是医疗行为的目的必须是指向第一效应的,即医务人员的动机必须是有利于患者的;二是权衡各方面的价值利弊,医疗措施的第一效应必须大于第二效应,对患者是有益的、有利的、有好处的。

(十) 最优化原则

即在选择诊疗方案时,要以最小的代价获得最大的诊疗效果。最优化原则要求医务人员在进行临床思维和实施诊治方案时,追求医疗行为中的技术性与伦理性的统一,主要内容有:①疗效最好。指诊疗效果从当时医学科学发展的水平来说是最佳的,或在当时当地是最好的。其中包括治疗方案最佳、选用药物最佳、手术方案最佳等。②安全无害。指尽可能地减轻对患者的伤害。在治疗效果相当的情况下选择最安全、伤害最小的诊疗方案。对必须实行但又有一定伤害或危险的诊疗手段,应尽力使伤害减少到最低限度,并保证患者的生命安全。③痛苦最小。在保证诊疗效果的前提下,采用的诊疗方案应尽可能注意减轻患者的痛苦,包括疼痛、血液损耗、精力消耗等。有些非常规性的特殊检查,只能在必须的、有针对性且并有保护措施的情况下才能使用。④耗费最少。在保证诊疗效果的前提下,医务人员在选择诊断手段、治疗方案和选用药物时,应当多方面权衡,考虑患者的经济负担和社会医药资源的消耗。

第二节 辅助生殖技术伦理委员会设置

辅助生殖技术伦理委员会作为医学伦理委员会的特殊分支,承担着对辅助生殖技术相关的临床医学技术的实施、生殖医学临床及基础研究进行咨询、论证、监督和管理的使命,促使生殖医学安全、有序、健康地发展。2001年9月,卫生部以第14号和第15号部长令颁布了《人类精子库管理办法》和《人类辅助生殖技术管理办法》,要求申请开展人类辅助生殖技术(assisted reproductive technology, ART)的医疗机构和申请设置人类精子库的医疗机构应当设有"医学伦理委员会";2003年,卫生部颁布的176号文件《人类辅助生殖技术和人类精子库伦理原则》中明确在实施 ART 的医疗机构应建立"生殖医学伦理委员会",将建立生殖医学伦理委员会作为批准从事 ART 业务医疗机构的必要条件;2007 年,卫生部又颁布了《伦理审查委员会和伦理审查管理办法》,来规范科学研究行为。

一、辅助生殖技术伦理委员会组织结构

(一)组织形式

1. 生殖医学伦理委员会从规格上属于机构级别伦理委员会。
2. 生殖医学伦理委员会由所属的法人医疗机构组织成立,并发文登记备案。
3. 生殖医学伦理委员会的工作直接对所在医疗机构负责。
4. 生殖医学伦理委员会应有工作章程、工作制度和工作计划,以保证能够有相应的工作机制和处理程序来执行任务。

(二)人员结构

1. 医疗机构的生殖医学伦理委员会设主任 1 名,主持伦理委员会工作;可设副主任 1~2 名,协助主任工作;设秘书 1 名,承办日常工作。所有委员均为兼职人员。
2. 生殖医学伦理委员会成员由医学伦理学、心理学、社会学、法学、生殖医学、护理专家和群众代表等组成,按每个学科方向和专业背景分类,至少 7 人,一般人数为 7~15 人(单数),以能够有效地行使其职责的人数为准,外单位人数不应少于1/3。
3. 如果工作需要补充人员,需经过医疗机构的批准。有特殊问题,可临时聘请有关人员参加工作。
4. 生殖伦理委员会的人员组成要避免重形式轻实效。避免生殖伦理委员会成为应对检查及"走过场"的有名无实的机构。

(三)生殖伦理委员会委员要求

1. 生殖医学伦理委员会委员由医疗机构聘任。
2. 委员具有参加生殖医学伦理委员会会议的权利和义务。
3. 委员不得违反国家的法规和技术部门根据国家法规制定的工作制度。
4. 委员不得私自对外公布伦理检查的结果和在委员会内部有争议且未形成决议的伦理问题,对外公布信息需经医疗机构的同意。

二、辅助生殖技术伦理委员会工作职责

(一)伦理审查

1. 审查、确定医疗机构实施各项人类辅助生殖技术和其他生殖医学技术是否符合伦理原则。
2. 审查、确定人类辅助生殖技术和其他生殖医学技术相关的科研工作是否符合伦理原则。
3. 对于不以生殖为目的,但涉及人类配子、合子、胚胎和胚胎干细胞的科学研究进行审查,确定其是否符合伦理原则并遵守相关技术规定。

(二)伦理督查

1. 对本机构及工作人员在医疗服务过程中是否严格遵循辅助生殖技术的伦理原则,提出整改建议,督促及改进工作。
2. 督查 ART 实施的各个环节,核查并完善 ART 的规章制度,监督将制度执行到位。
3. 规范精子库的处理运作,使之符合各项相关制度的规定。

4. 定期进行有一定规模的伦理督查,组织并召开伦理委员小组内会议。

5. 督查生殖伦理委员会的各项决议是否在人类辅助生殖技术和其他生殖医学技术实施中得到贯彻执行。

(三) 伦理咨询

1. 切实做好寻求助孕治疗患者的伦理咨询。开展心理、伦理和遗传门诊,加强生殖知识的系列培训,定期了解患者需求。

2. 对医务人员在工作中遇到的伦理问题进行咨询。

(四) 伦理教育

1. 定期对 ART 机构人员进行辅助生殖伦理学原则的宣传、教育及培训,提升 ART 工作者贯彻落实辅助生殖伦理学原则的自觉性、主动性和积极性,以及面对医患伦理问题的应急处理综合能力。

2. 从 ART 临床实践中的问题出发,对患者人群深入进行 ART 基本原理、流程和伦理学原则的宣讲及教育,使符合 ART 实际需要的科学的道德准则体系得到患者内心的广泛认同和接受。

第三节　辅助生殖技术伦理委员会审查范围

辅助生殖技术涉及一系列法律和伦理问题,需要有效的伦理审查监督机制保证其健康发展。通过伦理委员会对辅助生殖技术及其相关临床研究和基础研究实施进行论证、监督和审查,包括患者的知情同意、伦理咨询、实施过程和结果等方面。

一、辅助生殖技术伦理审查范围

(一) 辅助生殖技术规章制度

2001 年 9 月,卫生部以第 14 号和第 15 号部长令颁布了《人类精子库管理办法》和《人类辅助生殖技术管理办法》,要求申请开展人类 ART 的医疗机构和申请设置人类精子库的医疗机构必须设有医学伦理委员会。2007 年,卫生部颁布了《伦理审查委员会和伦理审查管理办法》,来规范研究行为。2003 年 6 月,卫生部颁布的《人类辅助生殖技术和人类精子库伦理原则》规定了生殖医学伦理委员会的组成、职责及审查范围。

(二) 辅助生殖技术实施过程中的伦理审查及督查

辅助生殖机构的工作人员必须严格遵循辅助生殖伦理的七大原则。严格把握各类 ART 实施的适应证、禁忌证,促排卵用药应用,在实施 ART 技术助孕前,必须充分告知实施该技术的必要性、治疗程序、每周期的成功率、大致的费用、可能的并发症等情况。实验室工作人员必须告知配子(精子、卵子)、胚胎的处理和去向,仔细核对知情同意书内容和签署;核查并完善 ART 的规章制度,监督将制度执行到位;精子库的处理运作必须规范,符合各项相关制度的规定;必须定期进行伦理督查、组织并召开伦理委员小组内会议;督查临床生殖伦理制度及规章的执行情况。

严格遵守我国原卫生部制定的《人类辅助生殖技术管理办法》的规定:"禁止以任何形式买卖配子、合子、胚胎。医疗机构和医务人员不得实施任何形式的代孕"。

(三) 辅助生殖技术实施前后的伦理审查及督查

辅助生殖技术实施前后仍然涉及一些伦理问题,在实施 ART 技术前,必须充分做到患者的知情同意,在实施 ART 技术后,亦需告知患者夫妇通过 ART 技术出生的孩子享有同自然受孕出生孩子同样的权利和义务,对于多胎妊娠和冷冻胚胎涉及的伦理问题,需要充分了解和尊重不孕夫妇的意愿,维护和尊重患者的知情权,还要考虑胚胎的特殊地位及出生后代的权益。

(四)特殊疾病患者群的生殖技术涉及的伦理问题

对于一些特殊疾病的患者,比如:先天性心脏病、色盲、强直性脊柱炎、聋哑、高龄等患者,在有助孕需求时,明确无实施辅助生殖技术和妊娠禁忌证后,必须遵循以下伦理原则:①尊重患者,包括尊重患者的人格、自主选择权和隐私权。②综合考虑患者的病理、生理、心理及社会因素,医务人员需告知怀孕风险。③最优化原则,选择疗效最佳、损伤最小、痛苦最轻、耗费最少的方案。④有利于患者原则和保护后代的原则。

二、辅助生殖技术科学研究中的伦理审查

(一)剩余胚胎和配子用于科学研究的伦理

研究过程中必须遵循尊重原则、知情同意原则、安全有效原则、防止商业化原则。患者的配子和胚胎在未征得其知情同意情况下,禁止任何处理、禁止买卖;医务人员禁止实施生殖性克隆技术,禁止进行各种违反伦理、道德原则的配子和胚胎实验研究及临床工作等。

(二)基因编辑及治疗性克隆的伦理审查

2019 年 7 月 1 日,中华人民共和国国务院颁布了《中华人民共和国人类遗传资源管理条例》,要求加强对包括"基因编辑"在内的生命科学研究、医疗活动的规范和监管,严禁人类遗传资源非法外流。

在 2004 年 11 月召开的第 59 届联合国大会上,通过了《关于人的克隆的宣言》(Declaration on Human Cloning)。因为治疗性克隆与生殖性克隆关系密切,目前国际上对治疗性克隆规定了以下原则:①取得的材料,如配子、体细胞等,必须是自愿的,提供者有知情权。②胚胎细胞体外保留时间不能超过 14 天,超过则有克隆人之嫌。③不能将克隆的胚胎细胞植入人体子宫。

(三)干细胞研究伦理审查

2013 年 5 月,国家卫生和计划生育委员会(以下简称"卫计委")、国家食品药品管理局颁布了《干细胞临床研究管理办法(试行)》,指出:从事干细胞临床试验的研究人员应当严格遵守有关法律法规要求,需经国家卫生和计划生育委员会、国家食品药品管理局备案后,认真按照项目的研究方案进行临床试验研究,并将试验数据真实、准确、完整、及时、合法地记录;遵循科研诚信伦理原则,保护受试者、捐献者的生命健康权益、隐私和尊严。

研究机构在提交干细胞临床试验研究申请前,必须将干细胞制品的相关材料、供者和受试者的筛选标准和知情同意书样稿、临床研究的安全性评估及相应处理措施、临床试验研究方案、研究者手册、主要研究者简历等提交相应的伦理委员会审查,对项目做出伦理审查意见,以保障供者和受试者的合法权益。

第四节 实施夫精人工授精技术机构的建议标准

一、机构设置条件

在符合本省(市、区)辅助生殖技术配置规划的前提下,新筹建开展的辅助生殖技术应当

配置在三级综合医院、三级妇幼保健院或三级妇产医院。

军队医疗机构开展人类辅助生殖技术的规划由中央军委后勤保障部另行规定。

二、机构管理要求

1. 机构应建立的制度。①生殖医学伦理委员会工作制度。②病案管理制度。③随访制度。④工作人员分工责任制度。⑤接触精子的实验材料质量控制制度。⑥各项技术操作常规。⑦特殊药品管理制度。⑧仪器管理制度。⑨消毒隔离制度。⑩材料管理制度。

2. 必须具备完善健全的技术管理体系并切实付诸实施;包括具有完善的组织架构、规章制度、配套的临床诊疗常规、护理常规和标准作业程序(standard operation procedure,SOP)体系;管理手段能控制辅助生殖技术的各个方面,具有最大限度地保障医疗质量和降低医疗风险的运行机制。

3. 实施授精前,不育夫妇必须签订《知情同意书》及《多胎妊娠减胎术同意书》。如不具备选择性减胎术的条件和技术,必须与具备该技术的机构签订使用减胎技术协议,以确保选择性减胎术的有效实施,避免多胎分娩。

4. 按期自查,按要求向卫生行政审批部门提供必要的资料及年度报告。

第五节　实施供精人工授精技术机构的建议标准

一、机构设置条件

1. 在符合本省(市、区)辅助生殖技术配置规划的前提下,新筹建开展的辅助生殖技术应当配置在三级综合医院、三级妇幼保健院或三级妇产医院。

2. 军队医疗机构开展人类辅助生殖技术的规划由中央军委后勤保障部另行规定。

3. 实施供精人工授精的机构,必须从持有《人类精子库批准证书》的人类精子库获得精源并签署供精协议,并有义务向供精单位及时反馈供精人工授精的准确信息;协议应明确双方的职责。

4. 具备法律、法规或主管机关要求的其他条件。

二、机构管理要求

1. 机构应建立的制度。①生殖医学伦理委员会工作制度。②病案管理制度。③随访制度。④工作人员分工责任制度。⑤接触精子的实验材料质量控制制度。⑥各项技术操作常规。⑦特殊药品管理制度。⑧仪器管理制度。⑨消毒隔离制度。⑩材料管理制度。

2. 需向人类精子库反馈妊娠、子代及受者使用冷冻精液后的相关临床信息等情况,并记录档案永久保存。

3. 每一位供精者的冷冻精液最多只能使5名妇女受孕。

4. 实施供精人工授精前,不育夫妇必须签订《知情同意书》及《多胎妊娠减胎术同意书》。如不具备选择性减胎术的条件和技术,必须与具备该技术的机构签订使用减胎技术协议,以确保选择性减胎术的有效实施,避免多胎分娩。

5. 必须具备完善健全的技术管理体系并切实付诸实施;包括具有完善的组织架构、规章制度、配套的临床诊疗常规、护理常规和 SOP 体系;管理手段能控制辅助生殖技术的各个方面,具有最大限度地保障医疗质量和降低医疗风险的运行机制。

6. 除司法机关出具公函或相关当事人具有充分理由同意查阅外,其他任何单位和个人一律谢绝查阅供、受精者双方的档案;确因工作需要及其他特殊原因非得查阅档案时,则必须经授精机构负责人批准,并隐去供、受双方的社会身份资料。

7. 按期自查,按要求向卫生行政审批部门提供必要的资料及年度报告。

第六节　实施体外受精胚胎移植及其衍生技术机构的建议标准

一、机构设置条件

1. 在符合本省(市、区)辅助生殖技术配置规划的前提下,新筹建开展的辅助生殖技术应当配置在三级综合医院、三级妇幼保健院或三级妇产医院。

2. 军队医疗机构开展人类辅助生殖技术的规划由中央军委后勤保障部另行规定。

3. 机构必须设有妇产科和男科临床科室,并具有妇产科住院开腹手术的技术和条件;具有基本急救条件,包括供氧、气管插管等用品和常用急救药品和设备等;采用麻醉技术的机构,必须配备相应的监护、抢救设备和人员。

4. 机构需具备临床常规检验(包括常规生化、血尿常规、影像学检测、生殖免疫学检查)、生殖内分泌实验室及其相关设备、细胞和分子遗传学诊断实验室及其相关设备。

5. 开展植入前遗传学诊断的机构,必须同时具备产前诊断技术的认可资格。

6. 生殖医学机构由生殖医学临床(以下称"临床")和体外受精实验室两部分组成。

7. 机构必须具备选择性减胎技术。

8. 机构必须具备配子及胚胎冷冻、保存、复苏的技术和条件。

9. 机构如同时设置人类精子库,不能设在同一科室,必须与生殖医学机构分开管理。

10. 申请开展常规体外授精与胚胎移植技术,卵细胞质内单精子注射技术的机构至少实施夫精人工授精技术或供精人工授精技术满 1 年。申请开展植入前胚胎遗传学诊断技术的机构至少实施常规体外受精胚胎移植或卵细胞质内单精子注射技术满 5 年。经批准开展植入前胚胎遗传学诊断技术的机构方可开展植入前胚胎遗传学筛查技术。

二、机构管理要求

1. 机构应建立的制度。①生殖医学伦理委员会工作制度。②病案管理制度。③随访制度。④工作人员分工责任制度。⑤接触配子、胚胎的实验材料质量控制制度。⑥各项技术操作常规。⑦特殊药品管理制度。⑧仪器管理制度。⑨消毒隔离制度。⑩材料管理制度。

2. 必须具备完善健全的技术管理体系并切实付诸实施;包括具有完善的组织架构、规章制度、配套的临床诊疗常规、护理常规和 SOP 体系;管理手段能控制辅助生殖技术的各个方面,具有最大限度地保障医疗质量和降低医疗风险的运行机制。

3. 按期自查,按要求向卫生行政审批部门提供必要的资料及年度报告。

第七节 辅助生殖技术实验室质量控制管理

为达到质量要求所采取的作业技术和活动称为质量控制。辅助生殖技术实验室质量控制是为了维持配子及胚胎操作过程的一致性和稳定性而制定的一系列措施,是辅助生殖技术质量保障的基础。辅助生殖技术实验室质量控制管理可分为:一是严格的操作制度和管理制度,保证操作过程的规范和稳定;二是对接触配子/胚胎的耗材、培养基的质量控制试验,以决定是否使用这些耗材和培养基。

一、人员质量控制和管理

实验室技术人员必须做到令行禁止,严格遵守各项规章制度和 SOP 操作。此外,各个实验室还需制定相应的日常行为准则、人员培训、身份核对与确认等。

(一)实验室日常行为准则

1. 进入实验室必须按规定更换手术衣、帽子,并穿戴整齐,口罩应遮住口鼻,严格执行无菌技术操作。

2. 不得将对胚胎有毒有害的物品带进实验室。进入培养室人员不得化妆、喷洒香水、染发等。

3. 培养室内不允许倒退行走,避免相互碰撞,不可随意跑动或嬉闹,不可高声喧哗谈笑。胚胎培养室人员应让行于运送配子和胚胎的工作人员。

4. 不得使用同一支吸管操作不同患者的配子和胚胎。

5. 不得同时交接两份或两份以上的标本。

6. 发现患者身份可疑或标本混乱时,必须立即停止操作,核实身份;混淆的标本、用品一律废弃,并立即上报。

7. 未经患者知情同意,不得使用患者未受精卵、剩余配子/胚胎进行科学研究。

(二)人员的培训

1. 新进人员需接受系统的培训,并接受原国家卫生部指定医疗机构进行生殖医学专业技术培训。培训内容包括基本理论、专业知识和操作技能培训。对基本理论和专业知识,可按计划让其自行学习并接受相应考核;操作技能要从易到难逐渐学习,由高资质技术人员带教。

2. 每项技术操作经考核合格后方可独立上岗。

3. 对每个实验室人员制订切实可行的方案来衡量其工作表现和技术能力。

4. 定期对不同人员之间的操作进行比较分析,如果其中一人表现低于实验室要求,应及时分析找出原因并给予指导纠正。

(三)患者身份核对与确认

1. 对每位患者的配子/胚胎进行严格编号,并在所用离心管、培养皿、吸管或移液管上标识夫妇姓名,并经另一名人员复核。

2. 精子的接收和处理、取卵、授精、移植、配子/胚胎的冷冻与解冻等涉及配子/胚胎的操作必须双人核对,并在相应记录单上签名。

3. 配子/胚胎冷冻时,冷冻载体上信息标志清晰可辨。详细记录冷冻、解冻信息,包括夫妇姓名、储存位置、冷冻时间、发育时期、胚胎数目以及冻存管数,并双人核对。

4. 对于有传染病患者的配子/胚胎如不能做到封闭式冷冻,应分罐储存。

5. 应建立相关技术电子化信息管理系统。

二、实验室仪器设备质量控制管理

有效地管理实验室仪器设备,能够确保仪器设备的正常运行和使用,并满足相关技术规范的要求和标准。包括仪器设备安装、标志(正常使用、停用、报废)、校准与维护、规范化操作以及试剂耗材的质量控制等。

每台仪器设备建立一个档案,包括仪器的名称、编号、厂家、使用日期、使用说明、维修保养记录以及仪器的建议使用寿命。关键仪器设备实行专人管理,对仪器设备进行日常点检、定期维护保养,并做相应记录。对所有的仪器设备制作简易的操作流程和使用注意事项,并对使用人员进行培训。使用人熟练掌握仪器设备的性能和操作程序后,方可操作仪器。

实验室需配置 UPS 电源或备用电力设备,以保证突发断电情况下仪器设备无法运行。

定期对检测设备进行校准。如 CO_2 测试仪、温度检测仪、pH 仪、电子天平等。建议对关键设备,如培养箱、液氮罐等安装远程监控系统。

三、实验室环境的质量控制管理

实验室环境的管理目的是使实验室空气质量等符合 IVF 实验室的要求,为胚胎的体外操作和发育提供相对安全稳定的环境。

(一)实验室清洁消毒

1. 每日工作完全结束后,对工作台面、地面进行清洁,可使用 IVF 专用清洁剂。地面采用湿式拖地或用湿毛巾擦地。

2. 如工作台面或地面有污染,用 IVF 实验室专用的清洁消毒剂擦拭后用纯水擦拭,不建议使用酒精或者紫外线等可能会影响胚胎发育的清洁消毒方式。

3. 每日清洗室内拖鞋。

4. 每周一次大清洁,包括墙壁、吊顶等均需要彻底清洁。

5. 每月对培养室进行空气细菌培养,并记录结果。

(二)实验室内环境的维护

1. 保证工作安全顺利开展的前提下,严格控制进入实验室的人员数。

2. 仪器设备的摆放方便整洁,尽可能缩短使用的电源线。

3. 实验室内不放置无关的物品,暂不使用的仪器移出实验室。

4. 在实验室外拆开试剂耗材的大包装,仅将当天需使用的耗材带入实验室。

5. 严格按照室内空气净化设备要求定期更换滤膜。

6. 确保胚胎实验室保持正压。

7. 定期更换实验室层流滤膜(高效滤膜、中效滤膜、回风口滤膜、新风口滤膜),并更换时间、更换滤膜类型、更换前滤膜处理状态等作好详细记录。

8. 定期或实时监测室内空气质量,如发生异常,及时查找原因。

四、试剂耗材的质量控制

质量控制试验主要是指对 IVF 过程中使用的培养基、培养油以及各种接触性耗材所做的质量控制试验。常用的试验方法有人类精子存活试验和体外鼠胚试验,这两个试验作为人类体外辅助生殖技术用医疗器械生物评价,已经由国家食品药品管理局发布。其中人类精子存活试验适用于评价与配子/胚胎直接接触的培养液及器具/耗材类产品可能产生的毒性风险,体外鼠胚试验适用于与配子/胚胎接触的人类体外辅助生殖技术用医疗器械的安全性评价。

1. **人精子存活试验** 由于其取材方便,被应用于 IVF 实验室的质量控制试验。但由于精子的功能结构不同于卵子/胚胎,其敏感度与胚胎的相关性仍被质疑。

具体操作方法可参见国家食品药品管理局发布的《人类体外辅助生殖技术用医疗器械生物学评价——人精子存活试验》(YY/T 1535—2017)。

2. **体外鼠胚试验** 鼠胚试验在许多耗材、培养基毒性风险评价中具有临床意义。目前大多商品化培养基以及耗材给出的质量指标都是鼠胚试验结果。但鼠胚试验操作相对复杂,影响因素也较多,如小鼠的品系、鼠龄、获得胚胎的时间、胚胎的细胞数等都影响试验结果。

具体操作方法参见国家食品药品管理局发布的《人类体外辅助生殖技术用医疗器械生物学评价——体外鼠胚试验》(YY/T 1434—2016)。

五、实验室安全管理

安全管理是管理的核心。明确实验室潜在的风险,对风险进行评估并加以管控,将风险的发生概率降至最低。建立突发异常事件的应急措施。

1. 水、电安全。IVF 实验室多使用的大功率电器,电路的铺设要考虑用电负荷。定期组织电工、水工对全院的电路、水管、气管进行检修、维护、排查安全隐患。每天工作结束,检查水、电关闭情况,断开一切可以关闭的电器电源。配备双路电源或 UPS 电源,以防突发停电。

2. 操作者安全。操作者要有自我安全防护意识,规范化操作,避免锐器刺伤、擦伤,液氮冻伤。

3. 配子/胚胎的安全。一是污染的风险,体外培养污染的发生率为 0.1%～1%,污染的来源:卵泡液、矿物油、精液,主要来源是精液。二是不同配子/胚胎混淆的风险,为杜绝混淆的发生,应建立严格的核对制度,涉及配子/胚胎的所有操作都必须严格执行双人核对,应建立相关技术电子化信息管理系统。

4. 对液氮储存罐安装自动报警装置,并定期添加液氮。

5. 一旦发生事故或是错误,操作者不可擅自处理,或是隐瞒实情,应立即上报负责人。

六、实验室质量控制和质量保障

1. **实验室质量控制方法** 要达到完善的质量控制,必须有详细的质量控制记录,记录每一个可能影响到 IVF 治疗结果的实验室变化因素,并及时检查各种记录的完整性和准确性。质量控制记录包括操作人员以及操作技术的变动,室内温湿度、空气质量等操作环境的变化,所用仪器设备的状态以及直接与配子/胚胎接触的培养基/耗材使用情况等。质量控制记录是质量控制分析的基础。

2. **实验室质量保障方法** 建立实验室关键绩效指标(key performance indicator,KPI),为每项结果设立限定值(上限、下限),以限定值变化进行质量控制和质量保障。如 IVF 受精率、卵细胞质内单精子注射(intracytoplasmic sperm injection,ICSI)受精率、卵裂率、囊胚形成率、冻融复苏率、临床妊娠率/种植率等。定期分析各项指标是否达到限定值,如出现异常,及时组织相关人员进行分析,查找原因。

第八节 辅助生殖技术质量控制关键指标设置

一、体外受精胚胎移植胚胎实验室质量控制关键指标

(一)受精率及正常受精率

在体外受精过程中,根据加精后(17±1)小时是否出现原核或未见原核但发生卵裂判断受精结局。临床上将精子与卵子结合后(17±1)小时观察到 2 个原核或 2 个极体定义为正常受精。

IVF 受精率=[出现原核(pronucleus,PN)卵子数]/IVF 用于授精卵子总数×100%

IVF 正常受精率=(出现 2PN 卵子数)/IVF 用于授精卵子总数×100%

ICSI 正常受精率=(出现 2PN 卵子数)/注射 MⅡ卵子总数×100%

(二)ICSI 卵子退化率

在 ICSI 注射后或者第 2 天观察卵子受精时,发生退化。

ICSI 卵子退化率=ICSI 退化卵子数/注射 MⅡ卵子总数×100%

(三)IVF 多 PN 率

卵子受精后(17±1)小时出现>2 个原核。

IVF 多 PN 率=多于 2 个 PN 卵子数/IVF 用于授精卵子总数×100%

(四)1PN 率

卵子受精后(17±1)小时出现 1 个原核。

1PN 率(IVF)=1PN 卵子数/IVF 用于授精卵子总数×100%

1PN 率(ICSI)=1PN 卵子数/注射 MⅡ卵子总数×100%

(五)IVF 受精失败率

IVF 周期中授精后(17±1)小时无证据显示卵子受精。

IVF 受精失败率=IVF 受精失败周期数/IVF 授精周期总数×100%

(六)胚胎活检成功率

样本在活检后能够成功检测到 DNA。

活检成功率=检测到 DNA 的活检样本数/总活检样本数×100%

(七)胚胎复苏存活率及复苏完整率

胚胎复苏存活定义:卵裂期胚胎复苏后≥50%卵裂球完整;囊胚复苏后≥75%细胞完整。复苏完整定义:卵裂期胚胎复苏后所有卵裂球完整。

复苏存活率=存活卵裂期胚胎数或囊胚数/复苏卵裂期胚胎或囊胚总数×100%

复苏完整率=完整卵裂期胚胎数/复苏卵裂期胚胎总数×100%

(八)卵裂率

卵裂率=2PN 来源胚胎卵裂数/正常受精卵子数×100%

(九)胚胎形成率

受精后第 2 天(D2,44 小时±1 小时)或第 3 天(D3,68 小时±1 小时)卵裂形成卵裂期胚胎。

D2 胚胎形成率=D2 4-细胞胚胎数/正常受精卵子数×100%

D3 胚胎形成率=D3 8-细胞胚胎数/正常受精卵子数×100%

（十）D3 优质胚胎率

D3 优质胚胎来源于正常受精卵,且受精后第 3 天胚胎细胞数符合发育阶段(一般 7~9 个),细胞大小均匀,碎片程度<10%,无多核化的胚胎。

$$D3 优质胚胎率 = D3 优质胚胎数/正常受精卵子数×100\%$$

（十一）囊胚形成率

计算囊胚形成率时,不考虑囊胚分期及质量。

$$囊胚形成率 = D5、D6 囊胚数/受精卵子数×100\%$$

（十二）优质囊胚形成率

优质囊胚一般定义为 Gardner 评分标准中 3 期及 3 期以上且内细胞团和滋养层评分不含 C 级的囊胚。

$$优质囊胚形成率 = 优质囊胚数/正常受精卵子数×100\%$$

（十三）优质囊胚比率

$$优质囊胚比率 = 优质囊胚数/囊胚形成数×100\%$$

（十四）D5 囊胚形成率

$$D5 囊胚形成率 = D5 发育到囊胚的周期数/囊胚培养周期数×100\%$$

二、体外受精胚胎移植临床数据质量控制关键指标

（一）取消周期

1. **取消周期数** 在 IVF/ICSI 周期中,自使用促性腺激素进行卵巢刺激开始,但因各种原因未取卵的周期。

2. **无可移植胚胎周期数** 进行取卵手术,但因各种原因未获得可移植胚胎的周期;包括:未取到卵、未成熟、未行授精、未卵裂、无可移植胚胎等周期。

3. **全胚冷冻周期数** 形成可移植胚胎因各种原因未行移植而将这些胚胎进行冷冻的周期。

①取消周期率 = 取消周期数/启动治疗的周期数×100%

②无可移植胚胎的周期率 = 无可移植胚胎的周期数/启动治疗的周期数×100%

③全胚冷冻周期率 = 全胚冷冻周期数/有可移植胚胎的周期数(治疗周期数－取消周期数－无可移植胚胎周期数)×100%

（二）获卵数和 MII 卵率

获卵是体外受精和胚胎培养的首要环节,获卵数直接关系到患者后续可供受精和培养的基础数量。取卵获得卵母细胞总数和 MII 卵率反映患者评估、控制性卵巢刺激(controlled ovarian stimulation,COS)方案的选择及临床取卵技术是否合格的重要指标。因 IVF 无法准确评估卵母细胞 MII 情况,所以在 ICSI 周期中评价 MII 卵率:

$$MII 卵率 = MII 卵母细胞总数/ICSI 获卵数×100\%$$

（三）临床妊娠率

1. **临床妊娠** 通过超声检查观察到一个或多个孕囊,包括:正常宫内妊娠、异位妊娠、宫内外同时妊娠,可以仅见孕囊未见胎心。多个孕囊计为一例临床妊娠。超声检查孕囊是早期反映胚胎种植的指标,不仅是胚胎培养室,也是临床监测患者评估、COS 方案选择、临床操作技能和各环节质量控制是否合格的综合性参考指标。临床妊娠是胚胎着床后继续发育的标志,每周期临床妊娠率是 IVF 技术重要的数据质量控制指标。

2. **推荐使用**

　　每新鲜移植周期临床妊娠率＝临床妊娠周期数/新鲜移植周期数×100%

　　每冻融移植周期临床妊娠率＝临床妊娠周期数/冻融移植周期数×100%

3. **其他计算方法**

　　每起始周期临床妊娠率＝临床妊娠周期数/起始周期数×100%

　　每取卵周期临床妊娠率＝临床妊娠周期数/取卵周期数×100%

（四）着床率

　　着床率不仅反映胚胎质量,而且反映临床患者的评估和治疗策略等对内膜准备的有效性,是反映临床和实验室质量控制的综合指标。

　　着床率＝孕囊数/总移植胚胎数×100%（单胚胎移植孕囊数仅计为 1）

（五）早期流产率

　　确认妊娠后,孕 12 周内自然流产(生化妊娠除外)称为早期流产,早期流产是辅助生殖技术的并发症,也是影响活产率的主要因素。

　　早期流产率＝孕 12 周内自然流产周期数/临床妊娠周期数×100%。

（六）异位妊娠率

　　异位妊娠是指有孕囊着床位置为子宫体腔以外,包括宫外妊娠周期和宫内外同时妊娠周期。

　　异位妊娠率＝异位妊娠周期数/临床妊娠周期数×100%

（七）卵巢过度刺激综合征发生率

　　卵巢过度刺激综合征(ovarian hyperstimulation syndrome,OHSS)是辅助生殖技术控制性卵巢刺激过程中的一种医源性并发症,OHSS 发生率是评估 IVF 治疗安全性的有效指标。临床常评估中重度 OHSS 发生率。

　　中重度 OHSS 发生率＝中重度 OHSS 周期数/新鲜刺激周期治疗周期总数×100%

（八）多胎妊娠率

　　一次妊娠同时怀有 2 个或 2 个以上的胎儿时称为多胎妊娠。多胎妊娠是 ART 最常见的并发症之一,多胎妊娠母儿发生早产等不良妊娠结局显著增加,尤其是 3 胎以上多胎妊娠的不良结局明显高于单胎妊娠,我国原卫生部修订实施的《人类辅助生殖技术规范》(卫科教发〔2003〕176 号)中明确规定"对于多胎妊娠必须实施减胎术"。因此在临床操作中需对多胎妊娠率进行严密监控,采取一切有效措施控制多胎妊娠率。其主要影响因素是移植胚胎数目。

　　多胎妊娠率＝多胎妊娠周期数/临床妊娠周期数×100%

（九）分娩率

　　分娩率＝分娩次数(妊娠 28 周以后,包括死胎和死产)/移植周期数×100%

　　新鲜周期移植分娩率＝新鲜胚胎移植分娩次数/新鲜移植周期数×100%

　　冻融胚胎移植分娩率＝冻融胚胎移植分娩次数/冻融移植周期数×100%

（十）活产率

　　活产率是每启动周期、取卵周期或胚胎移植周期中取得至少 1 例活产的分娩数。在计算活产率时,必须说明分母(起始周期、取卵周期、胚胎移植周期)。

1. **推荐使用**

　　每新鲜移植周期活产率＝活产的分娩次数/新鲜胚胎移植周期数×100%

$$每冻融移植周期活产率=活产的分娩次数/冻融胚胎移植周期数×100\%$$

2. 其他计算方法

$$每起始周期活产率=活产的分娩次数/起始周期数×100\%$$

$$每取卵周期活产率=活产的分娩次数/取卵周期数×100\%$$

（十一）累计活产率

累计活产率是一项远期数据质量控制指标，有多种计算方法。一般累计活产的计算是在一个时间段内每位患者所有新鲜胚胎移植和所有冷冻胚胎移植后获得的活产，也可以指一次药物刺激卵巢后取卵获得的全部胚胎经过鲜胚或冻胚移植后获得的活产，不包括尚未获得活产且仍有冷冻胚胎者及已获临床妊娠但尚未获得活产者。随着时间的增加，新的活产增加，累计活产率也随之变化。

$$累计活产率=获得活产的患者数/进入刺激周期的患者数×100\%$$

$$一次\ COS\ 累计活产率=获得活产的患者数/一次\ COS\ 患者数×100\%$$

注：单胎、双胎或双胎以上的活产均仅记为 1 次活产。

第九节　辅助生殖技术随访

随访是指医院或医疗保健机构对曾在医院就诊的患者以通信或其他的方式，进行定期了解患者病情变化和指导患者康复的一种观察方法。随访在辅助生殖技术质量控制系统中是非常重要的环节。为了解辅助生殖技术的成功率和安全性、指导患者及时处理不良情况等，科室应建立随访制度，对辅助生殖技术后的患者进行定期的信息追踪和不定期的信息收集，并记录在案及长久保存。《人类辅助生殖技术规范》中要求体外受精与胚胎移植出生的随访率不得低于95%，使用赠卵、供精的临床随访率必须达到100%。

一、随访准备工作

（一）人员配备

辅助生殖技术随访应由专人负责，随访人员应具备妇产、内分泌等生殖医学专业方面的知识，还需具备心理学、社会学知识及良好的医患沟通能力。在随访工作开展前，随访专员需制订详尽的妊娠随访工作计划，能够准确全面地判断和收集患者妊娠期间不良事件的发生，提供正确有效的孕期指导和宣教。

（二）随访方式

1. 返院随访　返院随访是最直接的随访方式，可以和患者进行更好的沟通及疑问解答。

2. 电话随访　电话随访是及时性直接交流的随访方式之一，能明显提高随访效率，获得的资料也较准确可靠，通过电话随访，随访人员在与患者通话过程中，要有计划、有目的地进行沟通，以便全面准确地收集有效信息，与此同时帮助患者建立并增强维护自身健康的责任感，随时发现患者存在的问题，及时给予适当的指导。

3. 微信随访　包括文字、图片、语音留言等属于延时性交流方式，增加交流便利性，与电话随访两者互补，使得妊娠相关信息的获取更加及时、准确和全面。

4. 电子邮件随访　信息化时代，电子邮件成为人们进行沟通与传递信息的另一种手段。患者产检的彩超或者产检的化验单通过电子邮件发送给随访专员。

5. **短信随访**　可以将辅助生殖电子病历信息化管理系统与医院短信平台进行对接,创建智能化随访管理系统。创建个体化随访模板,实现分类随访。通过短信平台群发随访内容,实现对相同孕期的患者实时宣教及互动。

6. **信件随访**　对于无法用电话、微信等方式进行随访的患者,可以根据户籍地址进行信件随访。

对于采用以上方式仍然失访的患者,随访人员可尝试致电户口所在地户籍管理处、居民委员会等机构获得相关信息或联系患者,要注意保护患者的隐私。

二、随访的内容

(一) 并发症的随访

取卵术后告知患者注意自身症状,如有无阴道出血、血尿、腹痛、腹胀、发热、少尿等,对于获卵≥15枚的患者,应在取卵后的第3天到院随访,并行B超检查,若合并有恶心、腹胀、腹痛、腹水情况者应检查血常规,警惕卵巢过度刺激综合征、卵巢扭转、感染的发生,对于有并发症倾向的患者及时记录、定时追踪进展和结局,指导其及时就医和住院治疗,避免延误。

(二) 妊娠的随访

随访时间分别为移植后14天左右确定生化妊娠,28~30天确定临床妊娠;早、中、晚孕期进行产检随访及子代出生随访。

1. **妊娠早期随访**　胚胎移植28~37天后B超检查胎儿数、胎心搏动及胚胎着床部位,尽早发现宫外孕、宫内合并宫外孕和多胎妊娠,询问妊娠反应情况,告知患者若有阴道出血、腹痛等情况应及时就医,多胎须行减胎术。同时进行妊娠相关知识宣教,如饮食宜少食多餐,多吃富有优质蛋白的食物,妊娠后不宜减肥也不宜吃得太多,要合理营养,避免营养素缺乏或摄入过量对胚胎或胎儿造成不良影响,避免接触有毒、有害物质,避免重体力劳动及剧烈运动,注意个人卫生。督促患者建立围产期健康检查卡。对流产、宫外孕患者进行鼓励并指导下周期治疗。

2. **妊娠中期随访**　孕中期随访孕妇的健康状况及胎儿的生长发育情况,指导孕妇产检时间、内容及筛查的重要意义,学习掌握家庭自我监测,如通过胎动了解胎儿在宫内情况,按产科要求定期检查,如孕11~13^{+6}周行早孕期唐氏筛查,孕15~20^{+6}周行妊娠期糖尿病筛查,及时发现异常并反馈,根据医师意见行进一步检查,必要时进行羊水穿刺,对子代进行染色体病筛查。对孕妇饮食方面做出指导:保证足够的主食摄入,补充适量蛋白质,预防贫血,注意钙质的补充。对胎儿异常引产、早产、死胎的患者进行鼓励并指导下周期治疗。

3. **妊娠晚期随访**　妊娠晚期孕妇要保持充足的睡眠,避免过度疲劳,睡眠时宜取左侧卧位,以保证子宫血供充足。若出现头痛、视力模糊、持续腹痛、阴道流液、胎动减少等情况应立即就诊。鼓励患者自然分娩及母乳喂养;在产后指导其预防产褥感染、产后出血、产后抑郁等并发症。随访并登记其分娩记录,要求有分娩方式、分娩时孕周、母亲妊娠并发症、新生儿体重、身长、性别、Apgar评分、分娩医院。出生随访率>95%。对早产、死胎、死产的患者进行鼓励并指导下周期治疗。

(三) 子代的随访与记录

子代随访时间为胎儿出生后。出生时随访应记录出生日期、孕周、分娩方式、性别、出生体重及身长、Apgar评分、喂养情况、出生缺陷,若有出生缺陷需进一步了解具体情况,有无家族遗传史、孕期有无异常等,推荐建立新生儿出生缺陷登记本,登记内容除基本信息外应增加移植日期、孕早期情况、家族史、是否近亲结婚、缺陷诊断以及缺陷儿的基本情况。

推荐建立新生儿出生数年度报表、出生缺陷年度报表、减胎年度报表。具体报表内容应包括：出生总数、新生儿性别数、男女性别比、新生儿出生缺陷发生数、死胎数、死产数、治疗性引产数、多胎发生数、早期及中期减胎数、7日内新生儿死亡数。同步建立电子数据信息统计系统，以方便临床查找和统计。

三、促进患者配合随访的措施

（一）随访中常见问题

随访时发现患者的电话号码是空号或假号、居住地更换、拒接电话、拒绝随访及居住在国外无法联系等。此类情况多与患者思想负担重有关，尤其是使用供精和赠卵者，希望医护人员无法联系他们，不配合随访。应对措施：

1. 加强宣教，告知患者保密的原则以及配合随访的意义。用通俗易懂的语言告知患者在配合随访的情况下不会泄露个人信息，向使用供精者说明及时反馈孩子出生信息的目的和意义。

2. 登记多个电话号码，除夫妻双方的联系方式外，还需留家人的电话号码。有条件时登记网络联系方式，如微信、电子邮箱等，以此降低失访率，提高随访质量。

（二）随访注意事项

随访人员应严格遵守各项保密制度，拨打电话时确认是夫妇本人方可告知其助孕事项。随访人员应耐心倾听，态度诚恳、亲切，尽量用通俗易懂的语言，以达到和患者的有效沟通。根据已随访到的患者情况，调整随访时间和次数及时了解情况进展，给予指导意见和建议。

第十节　辅助生殖技术数据上报系统

中华医学会生殖医学分会（Chinese Society of Reproductive Medicine，CSRM）牵头建立"中华医学会生殖医学分会辅助生殖技术数据上报系统"和"中华医学会生殖医学分会精子库数据上报系统"专业数据上报平台，为生殖中心和精子库从专业专科的角度进行质量控制管理提供帮助，规范并促进我国辅助生殖技术的发展，为卫生行政管理部门提供相应数据支持。

一、中华医学会生殖医学分会辅助生殖技术数据上报系统

中华医学会生殖医学分会辅助生殖技术数据上报系统主要提供人类辅助生殖技术专业数据上报、查询、统计、质量控制分析功能。

（一）用户及权限

1. **使用对象**　经批准计划或者已经开展人类辅助生殖技术的全国从业单位、省级以上卫生行政管理部门、行业协会（省级及以上医学会）。

2. **用户账号获取**

（1）各生殖中心用户（包括批准筹建的生殖中心）：自行登录系统注册用户账号和设定密码；系统注册时需要提供相关文件证明，等待审核通过账户方可使用。

（2）其他用户：省级及以上卫生行政管理部门、医学会等账号密码由 CSRM 提供。

3. **权限等级**

（1）生殖中心用户：经批准开展人类辅助生殖技术的生殖中心用户登录后可查看上报数

据年份内的本中心数据、本省汇总数据和全国汇总数据,不可查看其他省份汇总数据及其他具体某个生殖中心数据;经批准筹建的生殖中心用户注册后仅可查看全国年度报告;不具备数据上报及数据查询等功能。

(2)其他用户:国家卫健委用户可查看各省汇总数据、全国汇总数据及全国各生殖中心数据;省级卫健委用户可查看本省汇总数据、全国汇总数据及本省各生殖中心数据,不可查看其他省份汇总数据及其他省份具体某个生殖中心数据;国家级学会用户可查看各省汇总数据和全国汇总数据,不可查看具体某个生殖中心数据;省级学会用户可查看本省汇总数据和全国汇总数据,不可查看其他省份汇总数据及具体某个生殖中心数据。

(二)系统功能及使用

1. **系统登录** 打开浏览器,进入主页面,选择"辅助生殖技术数据上报系统"进入登录页面,"账号登录"或"手机号登录"任意一种方式登录系统。

2. **数据上报** 用于上报本中心数据。每年的 12 月 31 日前上报前一年数据,每年上报1 次。上报数据系统自动统计分析。上报数据后,方可打开"数据查询""质量控制图""数据统计""数据校验"等功能。

3. **数据查询** 用于查看系统中的上报数据。

4. **质量控制图** 用于查看系统中的上报数据后自动生成的各类质量控制图。

5. **数据统计** 用于查看数据上报后自动生成的统计报表。不同用户根据权限可以查询不同范围的数据和质量控制图。

6. **数据校验** 用于生殖中心用户自我评估及校验前自检,用户根据"自校验报告",对本中心各指标和全国均值进行比较分析以便改进。本功能仅供生殖中心及省级卫健委用户使用。

7. **全国数据年度报告** 所有系统账户均可查看全国数据年度报告。年度报告由系统自动发布,根据实时上报数据同步更新年度报告。提供报告在线打印功能。

8. **文件汇编** 用于用户查看人类辅助生殖技术相关法律法规及规范文件。所有用户进入系统均可查看文件。

9. **其他功能** 开展供精人工授精(artificial insemination with donors semen,AID)的生殖中心用户;提供用户信息管理、密码修改、系统自动退出等功能。

二、中华医学会生殖医学分会精子库数据上报系统

中华医学会生殖医学分会精子库数据上报系统主要提供供精标本需求申请、人类精子库专业数据上报、查询、统计、质量控制分析等功能,为行政管理、行业规划、专业质量控制和自查等提供数据支持和参考。

(一)用户及权限

1. **使用对象** 经批准开展人类精子库技术的单位,具备 AID 资质的生殖中心、省级以上卫生行政管理部门、行业协会(省级及以上医学会)。

2. **用户账号获取**

(1)各精子库用户:登录"中华医学会生殖医学分会精子库数据上报系统"自行注册。

(2)具备 AID 资质的生殖中心:"中华医学会生殖医学分会辅助生殖技术数据上报系统"注册账户时选择"AID",系统自动生成供精管理员登录号,密码为注册设定的密码。

(3)其他用户(省级及以上卫生行政管理部门、医学会等)账号密码由 CSRM 提供。

3. **权限等级**

(1)精子库用户:可查看本精子库数据和全国汇总数据;不可查看其他具体指定精子库数据;仅能查看本精子库上报数据年份内的数据;拟申请开展精子库用户可查看全国年度报告,不具备数据上报及数据查询等功能。

(2)具备 AID 资质的生殖中心用户:登录系统仅可以使用"供精申请"和"需求信息"功能,无其他功能。

(3)各级卫健委用户:可查看全国汇总数据和本辖区精子库数据;各级学会用户可查看全国汇总数据;不可查看具体指定精子库数据。

(二)系统功能及使用

1. **系统登录** 操作同"辅助生殖技术数据上报系统"。

2. **供精申请** 正式运行精子库用户和开展 AID 的生殖中心用户拥有此功能;主要用于生殖中心与精子库对于供精标本需求的线上对接。

(1)生殖中心用户:打开进入"供精申请"页面,点击"新增供精申请":设定精子库、供精类型、血型、民族等限定条件,点击"检索",查询符合要求的精子库库存可供标本信息和精子库信息;选择符合条件的精子库,填写用精标本要求,点击"提交"。

(2)精子库用户:进入"供精申请"页面查看各生殖中心提交的供精申请表列表,设定生殖中心、供精类型、处理状态等限定条件,查询符合条件的供精申请,点击"操作"栏"生殖中心信息"查看生殖中心基本信息,点击"操作"栏"已处理"对供精申请处理,具体供精过程精子库与生殖中心线下沟通完成。

3. **供精需求信息** 正式运行精子库用户和开展 AID 的生殖中心用户有此功能;主要用于生殖中心和精子库发布及查看供精精液标本需求信息,所发布信息不指定某家精子库,所有精子库用户均可查询,实现线上对接。

(1)生殖中心用户:进入"供精需求信息"页面,查看本中心所提交的历史需求信息列表;点"新增供精需求"输入新的需求信息,可修改,确认后提交。

(2)精子库用户:进入"供精需求信息"页面,页面默认显示所有 30 日内的供精需求信息;选择限定条件(包括供精类型、民族、血型、时间范围等),点击"检索"查询;选中需求信息,点击"生殖中心信息"可查看相应的生殖中心基本情况;线下沟通联系生殖中心完成具体供精过程。

4. **数据上报** 用于精子库用户上报数据,进入"数据上报"页面,点击"新增上报",选择待上报年份,逐项填写数据,填写数据前请仔细阅读填写说明,填写完成保存;可在"数据上报"主页面,点击相应的年份修改数据并保存。数据上报以年为单位,每年上报一次。该功能是使用系统其他功能的基础;上报数据后,方可使用"数据查询""质量控制图""数据统计""数据校验"等功能,否则仅能使用"供精申请""供精需求信息""全国数据年度报告"和"文件汇编"功能。

5. **其他功能** 数据查询、质量控制图、数据统计、数据校验、全国数据年度报告、文件汇编、用户信息、修改密码、退出登录、系统功能、使用帮助等同"辅助生殖技术数据上报系统"。

第二章 辅助生殖技术实验室场所设置及人员要求

第一节 人工授精场所设置及人员要求

人工授精是通过非性交的方式将体外经过实验室处理后的精子注入女性生殖道内的技术。根据注入部位的不同分为阴道内人工授精、宫颈内人工授精和宫腔内人工授精。按照精子的来源不同又分为使用丈夫精子的夫精人工授精(artificial insemination with husband's semen, AIH)和使用供精者精子的供精人工授精。

人工授精主要涉及的技术有不孕原因的临床诊断、诱发排卵及监测、精液的分析与处理以及精子注入女性生殖道等操作,此外部分患者以及实施供精人工授精的患者还需要进行精液的冷冻与复苏。虽然相对于体外受精胚胎移植技术,人工授精技术对场地、仪器设备设置以及人员资质等要求相对简单,但是出于提高医疗质量和降低安全风险的考虑,仍需对场地和仪器设备设置进行合理规划,尤其是人工授精实验室,更应按照《医院洁净手术部建筑技术规范 GB 50333-2013》和《卫生部关于修订人类辅助生殖技术与人类精子库相关技术规范、基本标准和伦理原则的通知》(卫科教发〔2003〕176号)进行设置。

本节针对人工授精场所、各功能区所需仪器设备的基本配置和人员要求进行阐述。

一、场 所

按照《卫生部关于修订人类辅助生殖技术与人类精子库相关技术规范、基本标准和伦理原则的通知》(卫科教发〔2003〕176号)要求,人工授精场所主要由候诊室、诊室、检查室、B超监测室、人工授精实验室、授精室和其他辅助区域等组成,总使用面积不得少于100m²。同时开展人工授精和体外受精胚胎移植的医疗机构,候诊室、诊室、检查室以及B超监测室可以共用,但人工授精实验室和授精室必须单独设置。

此外,候诊室、诊室、检查室以及B超监测室在位置设置上,除了要方便患者就诊和治疗外,还需要考虑尽可能地将患者进行分区管理,尽可能地减少门诊患者、进入人工授精周期患者以及人工授精后随访患者之间的交叉。人工授精实验室应设置独立的取精室,取精室的位置除了要保证安静和私密性外,还需要考虑安全性。下面对各个区域进行单独阐述。

(一)诊室

诊室的主要功能是医师对患者进行问诊以及初步检查的场所,患者病例的记录也是在诊室由医师完成,人工授精的诊室应独立设置,面积大小视工作量来确定。

(二)B超监测室

B超监测室的主要功能是对进入人工授精治疗周期的患者进行卵泡生长和排卵监测,

也是人工授精治疗的核心功能单位。一般配置有 B 超仪及工作站、妇科检查床、门诊常用器械用品台、办公桌椅、档案柜等设施。使用面积应不少于 15m²,环境需要符合国家卫健委医疗场所Ⅲ类标准。

(三) 取精室

取精室用于精液标本采集,使用面积不小于 5m²,环境需要符合国家卫健委医疗场所Ⅱ类标准。常规设置坐凳、洗手池和小物品台。在位置上,取精室入口要与女方分开,并注意隐私设计。此外,还需紧邻精液处理室,通过传递窗口,精液标本能直接进入实验室,以保障生物安全与管理安全。

(四) 人工授精实验室

人工授精实验室的功能是进行精液的分离与洗涤,一般实验室内需要进行精液检查、实验试剂准备、离心、精子孵育等操作。实验室使用面积不少于 20m²,环境需要符合国家卫健委医疗场所Ⅰ类标准。实验室应毗邻取精室并设置传递通道外,还应毗邻人工授精手术室,并有门直接相通或传递窗相通,便于精子直接传递,保障生物安全与管理安全。

(五) 人工授精室

人工授精室是将分离的精子悬液注射到宫腔的手术场所,为了安全和工作方便,人工授精室与实验室邻近,并通过门或传递窗直接相通。环境需要符合国家卫健委医疗场所Ⅰ类或Ⅱ类标准。使用面积不小于 20m²。

(六) 无菌用品储存室

无菌用品储存室的功能主要是人工授精技术实施所需耗材试剂等的储存,建议使用面积在 6~8m²,环境符合原卫生部医疗场所Ⅱ类标准,配置专门的储物柜、架子以及低温冰箱等设施,建议无菌用品储存室邻近人工授精实验室和人工授精室,便于工作和管理。

二、设 备

开展人工授精所需设备可以分为临床设备与实验设备两大类。妇科检查床、B 超仪、生物显微镜、离心机、超净工作台、二氧化碳培养箱、液氮罐、冰箱、精液分析设备、水浴箱等。现对有特殊要求的设备加以说明如下。

(一) 临床设备

临床设备主要是 B 超仪和相匹配的图像工作站。监测卵泡用 B 超仪应配备 5.0~7.5MHz 阴道探头。图像质量与分辨率应能满足对卵泡发育判断的要求,探头扇角最好在 90 度角以上。

(二) 实验室设备

1. **超净工作台** 主要是为实验操作提供洁净环境的设备。按照《卫生部关于修订人类辅助生殖技术与人类精子库相关技术规范、基本标准和伦理原则的通知》(卫科教发〔2003〕176 号)要求,超净工作台内的环境级别要达到百级,配置 1 台。

2. **生物显微镜** 用于精液处理前后对精子的分析。配置 1 台,虽然生物显微镜配备精子计数板即可满足日常精液分析的需求,但为了提高工作量以及节省人力资源,有条件的机构可以选择配置精液分析系统。

3. **保温台和保温架** 保温台 37℃恒温,用于精液处理过程中的暂放。保温架用于暂放平衡好的处理精液用的液体。

4. **二氧化碳培养箱** 用于试剂平衡和精子孵育,配置1台。

5. **离心机** 实验室使用的离心机为常规速度离心机,要求水平转子,管托应与精子分离所使用的试管相适应。

6. **液氮罐** 液氮罐主要用于精液的冷冻保存与储存,为了满足部分患者由于特殊情况需要提前进行冷冻精液的人工授精。此外,开展供精人工授精的医疗机构也需要配置液氮罐以便于精液样本的储存。按照《卫生部关于修订人类辅助生殖技术与人类精子库相关技术规范、基本标准和伦理原则的通知》(卫科教发〔2003〕176号)要求,配置2台。

三、人　　员

根据我国对开展人工授精医疗机构的管理规定,开展人工授精的医疗机构最少需要配置具有从事生殖医学专业的专职医师2人,实验室工作人员2人和护士1人。人工授精负责人须有高级职称。

同时开展人工授精和体外受精胚胎移植的医疗机构,须设置人工授精专职负责人1人。

此外,人员的数量应与所开展的技术服务量相适应。

(一)医师

具有医学本科或以上学历的执业医师,具备临床妇产科和生殖内分泌理论与实践经验,熟练的B超卵泡监测能力,并具备妇科超声技术资格和经验。

(二)实验室工作人员

实验室工作人员需接受过世界卫生组织精液分析标准程序处理精液的培训,具备按世界卫生组织精液分析标准程序处理精液和实践操作技能。

(三)护士

具备护士执业资格。

第二节　体外受精胚胎移植场所设置及人员要求

体外受精胚胎移植术(in vitro fertilization and embryo transfer,IVF-ET)是指将夫妇双方的精子和卵子取出体外,在体外完成受精并发育成胚胎后移植入患者宫腔内,让其种植并达到妊娠的目的。主要包括夫妻双方生育力的评估、临床超促排卵、卵泡监测、经阴道超声下取卵和胚胎移植、体外受精、卵细胞质内单精子注射、胚胎体外培养与评估、配子和胚胎冻融以及胚胎植入前遗传学诊断等技术,目前IVF-ET已经成为治疗不孕不育症的常规手段。体外受精与胚胎移植又分为临床技术和实验室技术,因此,在进行场所和人员设置时要分别对临床和实验室两个部分进行设置。尤其是体外受精胚胎移植实验室作为配子/胚胎的体外操作和发育的环境载体,会直接影响治疗的成功率以及出生婴儿的安全风险。故在人员资质、场所设置以及仪器设备配置等方面更需要严格要求。

目前关于体外受精胚胎移植场所设置及人员要求,2003年卫生部颁布了《卫生部关于修订人类辅助生殖技术与人类精子库相关技术规范、基本标准和伦理原则的通知》(卫科教发〔2003〕176号)、《医院洁净手术部建筑技术规范GB50333-2013》以及2019年国家卫生健康委《关于加强辅助生殖技术服务机构和人员管理的若干规定》(国卫办妇幼发〔2019〕20号)

等文件要求。

本节针对体外受精胚胎移植场所、各功能区所需仪器设备的基本配置和人员要求进行阐述。

一、场　　所

按照《卫生部关于修订人类辅助生殖技术与人类精子库相关技术规范、基本标准和伦理原则的通知》（卫科教发〔2003〕176 号）要求，体外受精胚胎移植主要由候诊区、诊疗室、检查室、B超监测室、取精室、精液处理室、资料档案室、清洗室、取卵及胚胎移植手术室、体外受精和胚胎培养实验室、缓冲区（含更衣室）及其他辅助场所等，总使用面积不少于 260m²。

此外，候诊室、诊室、检查室以及 B 超监测室在位置设置上，布局须合理，符合洁净需求，建筑和装修材料要求无毒，同时要避开可能会影响治疗结果的化学污染源和放射源。符合医院建筑安全和消防要求，保障水电供应，各工作间还应配备空气消毒设施。还需方便患者就诊和治疗，要考虑尽可能地将患者进行分区管理，尽可能地减少门诊患者、进入治疗周期患者以及胚胎移植后随访患者之间的交叉。取精室的位置除了要保证安静和私密性外，还需要考虑安全性。

IVF 实验室设置在较高楼层，院内远离手术室、病理科、放射科、传染科、检验科、洗涤室、消毒室等。若治疗周期数增加，还需要对各功能室进行改建或扩展，以适应相对应的周期数。下面对各个区域进行单独阐述。

（一）诊室

诊室的主要功能是医师对患者进行问诊以及初步检查的场所，患者病例的记录也是在诊室由医师完成，各个诊室应独立设置，面积大小可以视工作量来确定。

（二）B 超监测室

B 超监测室的主要功能是对进入体外受精胚胎移植治疗周期的患者进行卵泡生长和排卵监测，也是体外受精与胚胎移植治疗的核心功能单位。一般配置有 B 超仪及工作站、妇科检查床、门诊常用器械用品台、办公桌椅、档案柜等设施。使用面积应不少于 15m²，环境需要符合国家卫健委医疗场所Ⅲ类标准。

（三）取精室

取精室分为临床用于常规精液分析和检查的取精室，以及用于精液采集赠卵子体外受精用的取精室。使用面积不小于 5m²，环境需要符合国家卫健委医疗场所Ⅱ类标准。常规设置坐凳、洗手池和小物品台。在位置上，取精室入口要与女方入口分开，并注意隐私设计。此外，用于精液采集赠卵子体外受精用的取精室还需紧邻精液处理室，通过传递窗口，精液标本能直接进入实验室，以保障生物安全与管理安全。

（四）取卵室

取卵室的主要功能是采集患者的卵子。使用面积不少于 25m²，环境符合国家卫健委医疗场所Ⅱ类标准。应配备 B 超仪、恒温试管架、手术床、治疗车、储物柜等。储物柜采用不锈钢制品，工作台应采用医疗或实验专用台面。

（五）胚胎移植室

胚胎移植室的功能是将体外完成受精的胚胎移植入患者宫腔内。使用面积不少于15m²，其他设置同取卵室。

（六）体外受精实验室

体外受精实验室的主要功能是用于卵子的筛选、体外受精、胚胎的体外评估和培养以及胚胎冻融等。面积不少于 $30m^2$，并设置缓冲区，环境符合国家卫健委 I 类医疗场所标准，建议设置空气净化层流室，用于胚胎操作的区域环境必须达到百级洁净标准。主要设备配置超净工作台、CO_2 培养箱、恒温热板和热台、倒置显微镜、体视显微镜、显微操作系统等。

为了优化流程以及方便管理，可以将体外受精实验室进行分区设置，分别设置为显微操作室、胚胎培养室、胚胎冻融及保存室 3 个相对独立的区域。显微操作室的主要功能是实施卵细胞质内单精子注射技术，以及开展胚胎植入前遗传学诊断技术的机构进行配子及胚胎活检操作。胚胎培养室主要进行常规体外受精、胚胎体外培养和评估等操作。胚胎冻融及保存室主要进行配子和胚胎的冷冻保存和复苏，以及液氮罐的存放等。

根据 2019 年国家卫生健康委员会《关于加强辅助生殖技术服务机构和人员管理的若干规定》（国卫办妇幼发〔2019〕20 号）对胚胎实验室等关键区域实时监控，监控录像至少保存 30 天的要求，体外受精胚胎移植场所在设置时应在相应区域安装监控系统，并配套相关图像、视频储存系统。

（七）精液处理室

精液处理室主要进行精液的分析和纯化、睾丸组织内精子的分离以及精液和睾丸组织的冷冻保存及复苏。为了方便精液标本的获取以及体外受精，精液处理室设置应与胚胎培养室相邻，并通过门或传递窗直接相通。环境需要符合国家卫健委医疗场所 I 类或 II 类标准。使用面积不小于 $20m^2$。

此外，针对开展胚胎植入前遗传学诊断技术的机构，还需要根据原卫生部颁发的《临床基因扩增检验实验室管理暂行办法》（卫医发〔2002〕10 号）、《医疗机构临床基因扩增检验实验室管理办法》（卫办医政发〔2010〕194 号）及其附件《医疗机构临床基因扩增检验实验室工作导则》，以及《临床基因扩增检验实验室工作规范》（卫检字〔2002〕8 号）等文件要求，设置独立的胚胎植入前遗传学诊断实验室。

二、设　备

体外受精胚胎移植所需的仪器设备主要包括：妇科检查床、B 超仪、体视显微镜、倒置显微镜、培养箱、超净工作台、显微操作仪、冷冻仪、液氮罐、冰箱、热板、CO_2 浓度测定仪等。各功能分区所需的仪器以及注意事项如下：

（一）临床治疗设备

临床设备主要是 B 超仪和相匹配的图像工作站。监测卵泡用 B 超仪应配备 $5.0\sim7.5MHz$ 阴道探头。图像质量与分辨率应能满足对卵泡发育判断的要求，探头扇角最好在 90 度角以上。配置 2 台。

（二）实验室设备

1. 超净工作台　主要是为实验操作提供洁净环境的设备。按照《卫生部关于修订人类辅助生殖技术与人类精子库相关技术规范、基本标准和伦理原则的通知》（卫科教发〔2003〕176 号）文件要求，超净工作台内的环境级别要达到百级，配置 3 台。

2. 体视显微镜　主要用于卵子的捡出，常规 IVF、卵子和胚胎的转移操作、移植前胚胎装入移植管操作以及配子/胚胎的冷冻与复苏等，由于上述操作都需要在百级洁净区进行，因此一般都是将体视显微镜放置于超净工作台内。

3. **相差显微镜**　用于精液处理前后对精子的分析,一般放置于精液处理室。

4. **倒置显微镜**　主要用于配子和胚胎的形态学观察以及评估,也可与显微操作系统配套使用进行卵细胞质内单精子注射操作以及配子或胚胎的活检。一般也是放置于超净工作台内。开展卵细胞质内单精子注射技术的机构,必须具备显微操作仪1台。

5. **恒温平台和恒温试管架**　用于配子/胚胎体外操作过程中,短时间的温度和氧气浓度等的维持。

6. **保温台和保温架**　保温台37℃恒温,用于精液处理过程中的暂放。保温架用于暂放平衡好的处理精液用的液体。

7. **二氧化碳培养箱**　用于各种操作液以及配子和胚胎培养液等的预热平衡操作,以及配子/胚胎的体外培养等,配置3台。

8. **离心机**　实验室使用的离心机为常规速度离心机,要求水平转子,管托应与精子分离所使用的试管相适应。

9. **液氮罐**　液氮罐主要用于配子和胚胎以及睾丸组织等的冷冻保存与储存,在实际工作过程中,还需要配置液氮储存罐以及液氮运输罐,以满足冷冻配子和胚胎等在实验室内部的转移和液氮储存罐液氮的添加与补充。

10. **医用冰箱**　用于实验室日常工作所需的各种试剂的低温保存。

11. **其他设备**　为了满足日常工作的顺利开展,实验室一般还需要配置二氧化碳浓度测定仪、温度测量仪、pH 计、渗透压测定仪计、精密天平以及电热干燥箱等辅助设备,以满足实验室常规的指控操作以及特殊试剂和操作工具等的配制和消毒工作。

三、人　　员

根据我国对开展体外受精与胚胎移植技术医疗机构的管理规定,开展体外受精胚胎移植技术的医疗结构最少需要配置专职临床医师不得少于6人(包括男科执业医师1人),实验室专业技术人员不得少于3人,护理人员不得少于3人,总在职专职技术人员不得少于12人。上述人员须接受国家卫健委指定医疗机构进行生殖医学专业技术培训,并取得培训证书。同时还需要设置总负责人、临床负责人和实验室负责人,其中临床负责人与实验室负责人不得由同一人担任。

此外,人员的数量应与所开展的技术服务量相适应。

(一)临床医师

专职临床医师必须具备医学学士学位并已获得中级以上技术职称或具备生殖医学硕士学位的妇产科的执业医师。临床医师还需具备以下方面的知识和工作能力:

1. 掌握女性生殖内分泌学临床专业知识,特别是促排卵药物的使用和月经周期的激素调控。

2. 掌握并具备妇科超声技术,并具备卵泡超声监测及 B 超介导下阴道穿刺取卵的技术能力,具备开腹手术的能力;具备处理人类辅助生殖技术各种并发症的能力。

专职男科医师还需要掌握男性生殖医学基础理论和临床专业技术。

临床负责人须由从事生殖专业具有高级技术职称的妇产科执业医师担任。

(二)实验室人员

1. 胚胎培养实验室技术人员必须具备医学或生物学专业学士以上学位或大专毕业并

具备中级技术职称。

2. 实验室负责人须由医学或生物学专业高级技术职称人员担任,具备细胞生物学、胚胎学、遗传学等相关学科的理论及细胞培养技能,掌握人类辅助生殖技术的实验室技能,具有实验室管理能力。

3. 至少一人具有按世界卫生组织精液分析标准程序处理精液的技能。

4. 至少一人在国家卫健委指定的机构接受过精子、胚胎冷冻及复苏技术培训,并系统掌握精子、胚胎冷冻及复苏技能。

5. 开展卵细胞质内单精子注射技术的机构,至少有一人在国家卫健委指定机构受过本技术的培训,并具备熟练的显微操作及体外受精与胚胎移植实验室技能。

6. 开展胚胎植入前遗传学诊断的机构,必须有专门人员受过极体或胚胎卵裂球活检技术培训,熟练掌握该项技术的操作技能,掌握医学遗传学理论知识和单细胞遗传学诊断技术,所在机构必须具备遗传咨询和产前诊断技术条件。

（三）护士

护士须有护士执业证书,受过生殖医学护理工作的培训,护理工作的负责人必须具备中级技术职称。

由于现有的管理文件对机构的设置要求都是根据年开展治疗周期不超过 1 000 例所设置的。因此,随着中心的发展,治疗周期例数的增加,各机构在进行设置时就需要考虑远期可以达到的治疗周期数,在场地设置以及人员配置方面预留相应的空间,并根据实际工作量进行相应的调整。

此外,根据 2019 年国家卫生健康委《关于加强辅助生殖技术服务机构和人员管理的若干规定》（国卫办妇幼发〔2019〕20 号）要求,辅助生殖技术服务机构应当配备与开展业务相适应的场所、设施、设备和专业技术人员;健全病历档案管理制度,建立管理信息系统;严禁辅助生殖技术从业人员在不具备资质或不具备相应技术类别的机构开展辅助生殖技术服务;辅助生殖技术从业人员应当具备所需的专业背景、资质和能力,熟悉辅助生殖技术有关政策,并按照规定接受培训,提高管理和专业技术水平等。因此,各机构也要根据这个要求与时俱进补充相应的设施、设备,并对相应的工作人员进行技术培训等。

第三节 胚胎植入前遗传学诊断实验场所设置及人员要求

胚胎植入前遗传学诊断（preimplantation genetic diagnosis,PGD）实验室的检测过程中,一般涉及聚合酶链反应（polymerase chain reaction,PCR）扩增及核酸纯化文库富集等过程,任何样本源性污染、扩增产物污染或气溶胶污染都可能导致假阳性或假阴性结果出现。因此,合理规划设计、严格执行物理分区以及实验室通风的要求,强化技术人员的风险防范意识,以及定期质量控制和整改,对保障实验室的正常运行至关重要。

本节针对 PGD 实验室的场所、各功能区所需仪器设备的基本配置和人员要求进行阐述。

一、场 所

1. PGD 实验室各功能区的分区原则 原卫生部先后颁发《临床基因扩增检验实验室管理

暂行办法》(卫医发〔2002〕10号)、《医疗机构临床基因扩增检验实验室管理办法》(卫办医疗政发〔2010〕194号)及其附件《医疗机构临床基因扩增检验实验室工作导则》对于临床PCR实验室的分区及仪器配置做了明确规定,并且原卫生部临床检验中心颁发的配套文件《临床基因扩增检验实验室工作规范》(卫检字〔2002〕8号)中对各区的功能及注意事项做了阐述。

PGD实验室的分区规划设计和工作流程可以参照临床PCR实验室的相关分区设置原则进行。原则如下:

(1)各区独立:实验室应包括试剂准备区、全基因组扩增区、标本与文库制备区、扩增区与产物分析区等区域。实验室各区域之间,无论是否在使用,物理上应处于永久性的分隔状态,且各区域间不能有空气的直接流通。各区可移动的仪器及物品必须专用。

(2)注意风向:空气按试剂准备区→标本制备区→扩增(及产物分析)区方向流动。应在有可能出现"污染物"的区域安装排风或通风设施,控制可能存在污染的气流排出实验室,阻止外部可能的环境进入相应的实验区域。各分区可设置缓冲间以控制空气流向,防止实验室内外空气互通。

(3)因地制宜:实验室的分区设计没有固定模板,必须依据具体情况具体分析。各区之间最重要的是物理分隔。新建实验室应尽可能做到合理、规范、易于管理。旧的实验室可根据原有实验室的分布现状及空间大小进行合理安排。

(4)方便工作:严格的分区设计是为了在物理上防止污染,同时也应最大限度地考虑各区域分隔设计及空间和区域面积大小的合理性,以及是否方便日常工作。

(5)工作有序、互不干扰、防止污染、报告及时:通常一个实验室不会只有一个检测项目或检测方法,工作量的差异也可能较大。一个PGD实验室由于检测项目和检测流程的不同而出现相互干扰的可能性也必须要在设计时加以考虑,从而合理安排仪器设备的放置区域和工作流程。

2. PGD实验室通风、清洁及温湿度要求　PGD实验室需恒温、恒湿,因此应检测环境温湿度,保证2小时温差波动<2℃,并定期进行环境质评等。

(1)通风:实验区域的通风换气对减少前一次实验产生的污染至关重要,建议各区域内换气次数>10次/h。如果实验室没有通风系统,则各区须有外通的窗户,安装由室内向室外排气的排气扇,根据排气扇功率大小不同或个数差异设置各区域之间的不同压力。需要严格控制各区域送排风,防止各区域间空气流通,避免扩增产物随空气流动进入非扩增的洁净区。

(2)清洁:实验区域每天需要保证进行必要的清洁工作,维持各区域的洁净。

(3)温度:实验室仪器设备放置及运行有相应的温度要求,具体参见仪器说明书。仪器运行时会产热,温度过高影响仪器性能及寿命,因此需要相应的温控设备。精密仪器对温度范围及波动要求更高,如测序仪房间温度应控制在18~22℃,波动<2℃。此类仪器应避免阳光直射,运行时推荐使用遮光物品。

(4)湿度:测序区的湿度保持在20%~60%可以使仪器获得最佳性能。位于高海拔等低湿度地区的实验室应注意在实验过程中对需要干燥的步骤进行优化。

(5)震动:震动过程产热影响仪器设备工作,房门的开关、不稳定的台面均对精密仪器有影响。此类设备应放置在远离人员高频活动区,必要时可加装减震垫。

3. PGD实验室各区的主要功能及工作流程　结合目前PGD技术的需求,可将实验室分为装管区、试剂准备区、全基因组扩增区及核酸制备区、标本与文库制备区、扩增区、测序区以及产物分析区。

（1）装管区：胚胎活检细胞的转移可以由活检者通过活检针吸取直接打入离心管，但不可避免会加入培养液中的矿物油和蛋白营养成分，影响后续 PCR 扩增效果。另外，活检者操作过程中一般无防护措施，较易将污染带入管中。因此，在条件允许的情况下，建议在紧邻胚胎培养室附近设置单独房间或区域以接收和转移活检样本。

（2）试剂准备区：该区用于试剂的配制。试剂准备区是实验室中最"洁净"的区域，不应有任何核酸的存在。该区应为各区中正压最高区，一般建议为+20Pa。

（3）全基因组扩增区及核酸制备区：两个区均为 PGD 前期样本制备区。由于全基因扩增起始样本量低，易受外源核酸污染，建议这两个区独立分开。全基因组扩增区一般与试剂准备区通过传递窗相连，建议其压力为+15Pa。若核酸制备区与全基因组扩增区共用缓冲间，核酸制备区压力应低于全基因组扩增区，建议为+10Pa。

（4）标本与文库制备区：该区主要用于扩增产物制备或其他标本的制备。实验过程应在生物安全柜内进行，防止标本气溶胶的扩散。整个实验过程应佩戴一次性手套，使用带滤芯吸头。如与前一区域有传递窗连通或共用缓冲间，压力低于前一制备区，建议为+5Pa。

（5）扩增区：扩增区主要使用热循环核酸扩增仪，即 PCR 仪，扩增获得靶向目的片段或大量测序文库。由于会产生大量扩增产物及气溶胶，必须防止气溶胶向外扩散。一般建议微负压或0Pa。

以上各区如果均配有缓冲间，缓冲间压力可以灵活设置，因为缓冲间的压力设置已经起到了将各区间空气流动有效阻断的作用，缓冲间为微正压则空气不能流出，缓冲间为更低的负压则实验室内气体在缓冲间即被抽走，没有必要再设置各区压力递减。

（6）测序区及产物分析区：产物分析区是 PGD 实验室最后一个工作区域，也是打开 PCR 反应管进行扩增后的产物分析检测的区域。本工作区压力应设置为−5Pa，空气由外向内流入，以防止扩增产物气溶胶流出。因此，本区可不设置缓冲间。

需要强调的是，各区仪器设备及工作服、鞋、实验记录本和笔等都必须专用，不得混淆。此外，每个区域内还应配备紫外线灯以便于对工作后的区域进行照射，从而减少上一次标本检测遗留的核酸及扩增产物污染。

二、仪　　器

各功能区所需仪器及注意事项如下：

1. 装管区　活检胚胎细胞转移所需的仪器设备主要包括体视显微镜、超净工作台、离心机、涡旋振荡器、紫外线灯和专用冰箱等。操作人员做好防护，如佩戴一次性口罩、帽子、手套。每次使用体视显微镜前需清洁超净台台面及显微镜操作台，防止区域内部环境气溶胶对微量细胞的污染。细胞转移过程可使用点样吸头配合单道移液器。装管区内仪器设备应定期使用中性消毒剂或核酸清除剂擦拭及紫外线灯照射。由于培养室内禁止紫外线灯照射，该区域空气净化层流应不与培养室相通。

2. 试剂准备区　试剂准备区的仪器设备主要包括微量可调移液器、纯水仪、天平、pH计、离心机、涡旋振荡器、紫外线灯、冰箱、超净工作台等。天平、pH 计等高精密度仪器需要定期校准。该区是实验室各分区中最为"洁净"的区域，不应有任何核酸存在，包括试剂中的标准品和阳性对照品。

3. 全基因组扩增区及核酸制备区　这两个区的仪器设备主要包括微量可调移液器、离心机、涡旋振荡器、紫外线灯、冰箱、A2 生物安全柜。生物安全柜应为外接管道外排风。可采用 30%外排、70%内循环的 A2 二级生物安全柜。外排式生物安全柜有助于防止核酸提取时产生的气溶胶在室内积聚,但不建议使用 100%外排的 B2 生物安全柜,因其对实验室进风量要求高,易导致功能区压力不平衡。实验室建设时要考虑进风量和风速,若安装分体式空调需考虑封口位置,避免干扰生物安全柜的使用。在 PGD 实验室各区中,核酸提取的标本制备区是直接与大量临床标本接触的区域,因此要注意生物安全问题,应配有洗眼器和急救箱。

4. **标本与文库制备区**　标本和文库制备所需的仪器主要有移液器、离心机、涡旋振荡器、紫外线灯、冰箱、A2 生物安全柜、磁力架、核酸定量仪、水浴温控或杂交箱、生物分析仪或凝胶电泳仪。当上样工作量很大时,应使用多道移液器,并且应使用带滤芯一次性加样吸头,或自动化加样系统替代手动加样,避免人为因素造成的误差。在高通量检测的过程中需要将基因组 DNA 片段化,常用的处理方法分酶切消化法和超声打断法。PGD 中常用酶打断法处理。打断后需要使用生物分析仪、核酸定量仪或凝胶电泳对片段大小和质量进行分析检测。该区及上述全基因组扩增区和核酸制备区内仪器设备都应定期或有明显抑制污染后使用中性消毒剂或核酸清除剂擦拭,但多数此类溶剂会腐蚀仪器,可再用去离子水擦拭仪器表面。

5. **扩增区**　目前常用的检测方式中除荧光原位杂交外,均需要扩增、纯化、定量等步骤。因此,PCR 仪是扩增区的主要仪器,也可在该区放置移液器和超净台,进行二次扩增的简单实验操作。应配备一个不间断电源或稳压电源,以防止电压波动对扩增造成影响。由于该区会产生扩增产物及气溶胶,需使用紫外线灯对 PCR 仪进行照射,并用去离子水擦拭清洁仪器。

6. **测序区及产物分析区**　该区所需的设备主要有高通量测序仪、SNP 芯片扫描仪、用于 Sanger 测序的遗传分析仪、服务器、稳压电源等。有些实验室还会使用琼脂糖凝胶电泳检测扩增片段长度。此外,高通量的检测会产生大量数据,需要配备满足数据存储、分析需要的仪器设备。在硬件上,生物信息分析平台至少需要一台服务器或计算机群,多数高通量测序实验室采用塔式服务器即可满足分析要求。在软件上,还需安装开源操作系统、生物信息分析软件和数据库软件。此外,必须有稳定的网络和供电及制冷设备以保证数据分析稳定运行。随着"云"的出现,生物信息云平台也开始出现,即在云计算支持下的云端数据分析,但目前云平台的数据安全性存在涉及患者信息等隐私问题,数据保存的完整性、安全性是目前云平台临床应用前需要解决的问题。

特别需要强调的是,每个功能区需配备专门的仪器设备和实验用品,并且有明确标记,避免不同功能区直接的仪器设备及物品混淆导致的污染。

三、人　员

在整个 PGD 过程中,从患者突变基因致病性的判断,到 PGD 预实验,再到胚胎检测数据的分析及质量控制,均需要从事分子生物学、生物信息学或遗传学专业并经过相关专业内容培训经历的专业技术人员。因此,PGD 实验室必须建立与本项检测工作相适应的专业技术人员团队。

根据《医疗机构临床基因扩增检验实验室管理办法》(卫办医疗政发〔2010〕194 号),技术人员需要参加各省(自治区、直辖市)临床检验中心开办的临床基因扩增检验实验室技术人员上岗培训班,经过考核合格后方可从事临床基因检测工作。另外,PGD 实验室技术人员还应具备母婴保健技术服务人员资质认证,认证项目需包括实验室技术。

第三章 人工授精临床技术操作规范

第一节 夫精人工授精临床操作规范

【概述】

夫精人工授精是指将处理后的丈夫的精液或精子在恰当时机注入女性生殖道内,以期待精卵相遇受精,进而妊娠生育的一种不孕症治疗技术。根据授精部位的不同,可以分为阴道内人工授精、宫颈管内人工授精和宫腔内人工授精。

此外,实施夫精人工授精的基本条件是经子宫输卵管造影或腹腔镜确认至少有一侧输卵管通畅,且可自然排卵或诱导排卵,总活动精子数达到$(5\sim10)\times10^6$以上。

【适应证】

1. 男性因少精、弱精、液化异常、性功能障碍、生殖器畸形等不育。

2. 宫颈黏液异常、解剖学异常(先天异常、术后缩窄或粘连)、抗精子抗体阳性等导致的不育。

3. 生殖道畸形及心理因素导致性交不能等的不育。

4. 男性肿瘤患者冷冻精液保存生育力者。

5. 免疫性不育。

6. 原因不明的不育。

【禁忌证】

1. 男女一方有严重的遗传、躯体疾病或精神心理疾病。

2. 男女一方接触致畸量的射线、毒品、药品并处于作用期。

3. 男女一方具有吸毒等严重的不良嗜好。

4. 男女一方患有生殖泌尿系统感染及性传播疾病未治愈。

【术前准备】

1. **女方**

(1)病史评估:不孕史及既往治疗情况、月经史、生育史、避孕史、既往内外科疾病及手术史、药敏史、家族史、职业及环境暴露史、烟酒或成瘾药物不良嗜好等。

(2)体格检查:身高、体重、血压、脉搏、甲状腺与乳腺查体、雄激素过高体征、妇科检查。

(3)辅助检查

1)卵巢功能评估:基础女性激素测定、血清抗米勒管激素(anti-Müllerian hormone,AMH)测定、超声基础窦卵泡数测定(antral follicle count,AFC)与排卵监测等。内生殖器评估:妇科彩超、子宫输卵管造影,必要时宫腔镜及腹腔镜。

2)孕前保健检测:血常规、血型、肝功能、肾功能、空腹血糖、血脂、肝炎病毒、梅毒、人类免疫缺陷病毒(human immunodeficiency virus,HIV)、TORCH、尿常规、宫颈细胞学检查、心电图、胸部 X 射线。

3)其他:如有复发性流产、死胎、死产及可疑遗传病患儿分娩史等。

2. 男方

(1)病史评估:性发育史(包括睾丸下降情况、青春期发育情况等)、性生活史、既往疾病及外科手术史、腮腺炎性睾丸炎、性传播疾病及泌尿生殖道感染史、药物及环境暴露史。

(2)体格检查:身高、体重、血压、脉搏、外生殖器检查。

(3)辅助检查

1)精液分析:按《WHO 人类精液检查与处理实验室手册》(第 5 版)实施。

2)孕前保健检测:血型、肝炎病毒、梅毒、HIV 等。

3. 证件、病志及知情同意

(1)复印存档夫妇身份证、结婚证。

(2)建立病历资料。

(3)告知治疗程序、成功率、并发症等,签署书面知情同意书。

4. 孕前健康教育

(1)合理营养、运动。

(2)补充叶酸。

(3)避免接触有毒、有害物质,避免密切接触宠物。

(4)保持良好的生活习惯、生活方式。

(5)避免高强度劳作、高噪声环境和家庭暴力。

(6)保持心理健康,解除精神压力,预防孕期及产后心理问题的发生。

【授精方式】

1. 宫腔内人工授精 核对患者信息后,患者取膀胱截石位,用生理盐水清洗外阴、阴道,常规铺巾,窥阴器暴露宫颈,拭净宫颈分泌物。人工授精管吸取 0.2~0.5ml 精子悬液后,自宫颈口缓慢进入宫腔,达宫颈内口上方 2~3cm 处缓慢注入精子悬液。

2. 宫颈内人工授精 核对患者信息后,术前排空膀胱,取膀胱截石位。用生理盐水清洗外阴、阴道,常规铺巾,暴露宫颈,拭净宫颈分泌物,取注射器连接人工授精管,将 0.2~0.3ml 精液或液化后的精液注入宫颈管内,形成精液池。剩余精液注入阴道后穹窿部。

3. 阴道内人工授精 核对患者信息后,术前排空膀胱,取膀胱截石位。丈夫手淫法取精,室温下等待液化。用注射器连接人工授精管,抽吸液化后的精液注入阴道后穹窿部。

【操作程序】

1. 监测排卵

(1)自然周期人工授精

1)适用人群:排卵正常女性。

2)监测:月经周期第 8~10 天初次阴道 B 超,监测卵泡发育和内膜厚度;此后按照每天卵泡平均 1~3mm 生长速度预估至卵泡 14mm 左右再次 B 超;主导卵泡直径>14mm 时,每日或隔日监测 1 次,并同时监测尿黄体生成素(luteinizing hormone,LH)或者血 LH 及雌激素(E_2),直至排卵。

（2）促排卵周期人工授精

1）适用人群：各种原因导致的排卵功能障碍及不明原因不孕妇女。

2）常用促排卵药物、方案及监测方法

a. 氯米芬（clomiphene citrate，CC）：适用于体内有一定内源性雌激素水平的无排卵者。

用法：月经周期第 2~5 天开始给予 CC 50~100mg/d，连续 5 天。小剂量开始，若前一周期使用 CC 无卵泡发育者，可在下周期加大 CC 用量。月经周期第 10~12 天开始 B 超监测卵泡发育和内膜厚度。当主导卵泡>18mm，给予人绒毛膜促性腺激素（human chorionic gonadotropin，HCG）5 000~10 000U，肌内注射，诱导排卵。此后每 12~24 小时监测 B 超 1 次，直至排卵。

b. 来曲唑（letrozole，LE）：适用于对 CC 抵抗、肥胖的多囊卵巢综合征（polycystic ovarian syndrome，PCOS）及不明原因不孕的患者。

用法：月经周期第 2~5 天开始给予 LE 2.5~7.5mg/d，连服 5 天；从 2.5mg 起，逐渐加量。监测方法及 HCG 注射时机同 CC。

c. 促性腺激素（gonadotropin，Gn）：适用于使用口服促排卵药物诱导卵泡生长失败或低促性腺激素性性腺功能低下女性。

用法：月经周期第 2~5 天开始，37.5~150U/d。用药 3~4 天后开始 B 超监测卵泡发育，根据卵巢反应调整剂量。

最大卵泡直径<10mm 时，每 4~5 天监测 1 次；当最大卵泡直径 10~14mm 时，每 3~4 天监测 1 次，最大卵泡直径>14mm 时，每日或隔日监测 1 次，并同时测血或尿 LH。

Gn 增减原则：若双卵巢仅见 1~2 个发育卵泡，维持 Gn 用量至卵泡发育>18mm 以上停用 Gn；若双卵巢发育卵泡>3 个，卵泡直径>12mm 后 Gn 停用或用量减半。待 1~2 个卵泡发育>18mm 应用 HCG 5 000~10 000U。如 3 个或以上卵泡>14mm，则停止取消本周期，告知患者严格避孕，防止多胎妊娠。

d. 氯米芬+促性腺激素（CC+Gn）：氯米芬用法同上，停药后阴道 B 超监测卵泡生长，若无明显优势卵泡或优势卵泡生长缓慢时，可予以 Gn 75~150U，每日或隔日使用，监测方法及 HCG 注射时机同上。亦可于服 CC 期间，加用 Gn 75~150U，每日或隔日使用，监测方法及 HCG 注射时机同上。

e. 来曲唑+促性腺激素（LE+Gn）：用法及 B 超监测同氯米芬+促性腺激素（CC+Gn）。

注意：促排卵周期人工授精较自然周期在妊娠结局方面有优势，但有多胎及卵巢过度刺激综合征的风险。促排卵方案推荐 LE 或 LE 联合人绝经促性腺素（human menopausal gonadotropin，HMG）。研究显示，与 CC 相比，应用 LE 促排可降低多胎和 OHSS 发生率。促排卵过程中子宫内膜厚度与妊娠结局无绝对相关性，不应因为内膜厚度不够而取消人工授精周期。

2. 人工授精时机　在排卵前 48 小时至排卵后 12 小时均可进行人工授精。

（1）B 超监测卵泡，待主导卵泡直径>14mm 时，每日或隔日监测 1 次，并同时监测尿 LH 或者血 LH 及 E_2。

（2）出现尿 LH 峰或血 LH 上升>20U/L 或较基础 LH 升高 3 倍以上者，可于 24~36 小时后行人工授精手术。次日 B 超证实是否排卵。

（3）若无尿 LH 峰或血 LH 未达到基础值 3 倍以上者，卵泡直径>18mm 时，给予

HCG 5 000~10 000U 注射,24~36 小时后行人工授精手术;次日 B 超证实是否排卵。亦可于 B 超确认排卵后 12 小时内行人工授精手术。

【术后监测】

1. **确定排卵及黄体支持** 在 AIH 前、AIH 后 0~1 天超声确定排卵。推荐口服微粒化黄体酮胶囊 200mg/d 或地屈孕酮 20mg/d,给予黄体支持至确定妊娠日。若妊娠,可继续黄体支持至妊娠 8~10 周。循证医学证据表明黄体酮类药物有利于促性腺素诱导排卵的患者,但黄体酮支持对使用枸橼酸氯米芬或氯米芬加促性腺素诱导排卵的患者是否有益仍需进一步研究证实。

2. **妊娠确定** 在 AIH 后 12~16 天,尿妊娠试验或血 HCG 测定判断妊娠。AIH 后 28~35 天超声确定临床妊娠。如双胎妊娠,应该超声进行双胎膜性诊断。警惕宫外孕等并发症,定期随访。

【注意事项】

在 AIH 实施 3~6 次后,应该审视患者年龄、卵巢功能、精液分析、每次总结等,适时转为 IVF/ICSI-ET,或宫腔镜、腹腔镜等生殖外科治疗,防止延误。

内诊和超声确认宫颈管、宫腔的方向,以减少人工授精管刺刮宫颈管内膜和宫腔内膜所引起的出血与继发感染的概率,无菌操作应贯穿始终。柔顺插管,控制注入速度,将注入量尽可能限定在 0.6ml 以内,未经洗涤的精液严禁注入宫腔,以减少人工授精管刺激、子宫挛缩、腹膜刺激所带来的疼痛。

选择个体化用药方案,在雌激素过高、成熟卵泡超过 3 个时,应该放弃人工授精,避免卵巢过度刺激综合征及多胎的发生。

在精液采集、处理及人工授精过程中均要求核对患者夫妇身份。

【并发症及处理】

自然周期的夫精人工授精的并发症较少,用药促排卵周期的并发症主要有以下几种:

1. 卵巢过度刺激综合征的处理同第四章第一节,多胎妊娠的处理同第四章第四节。

2. 异位妊娠。多数是因为接受人工授精的患者存在输卵管通而不畅、子宫内膜异位症、内分泌环境异常等因素所致,而非人工授精操作所引起。

3. 盆腔感染。盆腔感染较少见。为了预防因人工授精而导致的感染,进行人工授精时应注意以下几点:患者生殖道感染的急性期不可行人工授精;在操作中应尽量避免将阴道、宫颈分泌物带入宫腔;尽量减少插管次数,IUI 导管的选择不可过硬,避免损伤患者的阴道及子宫。

第二节　供精人工受精临床操作规范

【定义】
供精人工授精是将供精者的冷冻精液经复苏处理后注入女性生殖道内的技术。

【适应证】

1. 不可逆的无精子症、严重的少精子症、弱精子症和畸形精子症。

2. 输精管复通失败。

3. 射精障碍。

4. 男方和/或家族有不宜生育的严重遗传学疾病。

5. 母儿血型不合不能得到存活新生儿。

注:适应证1、2、3中,除不可逆无精子症外,其他需行供精人工授精技术的患者,医务人员必须向患者知情告知通过卵细胞质内单精子注射技术也可能使其有自己血亲关系的后代。如果患者本人仍坚持放弃通过卵细胞质内单精子注射技术助孕的权益,则必须与其签署知情同意书后,方可采用供精人工授精技术助孕。

【禁忌证】

1. 女方患有生殖泌尿系统急性感染或性传播疾病。

2. 女方患有严重的遗传、躯体疾病或精神疾患。

3. 女方接触致畸量的射线、毒物、药物并处于作用期。

4. 女方有吸毒等不良嗜好。

【术前准备】

1. **女方检查**　同夫精人工授精。

2. **男方检查**　血型和精液检查。

【授精方式】

1. **宫腔内人工授精**　取膀胱截石位,用生理盐水清洗外阴、阴道,常规铺巾,暴露宫颈,拭净宫颈分泌物。核对患者信息后,将人工授精管自宫颈口缓慢进入宫腔,达宫颈内口上方2~3cm处缓慢注入处理好的精子悬液。

2. **宫颈内人工授精**　主要适用于宫腔内人工授精困难者。精液解冻液化后无需处理。

术前排空膀胱,取膀胱截石位。用生理盐水清洗外阴、阴道,常规铺巾,暴露宫颈,拭净宫颈分泌物,取注射器连接人工授精管,将0.3~0.5ml液化后的精液注入宫颈管内,形成精液池。剩余精液注入阴道后穹窿部。

3. **阴道内人工授精**　主要适用于女方生育无障碍但性交困难者。

术前排空膀胱,取膀胱截石位。解冻精液室温下等待液化。用注射器连接人工授精管,抽吸液化后的精液注入阴道后穹窿部。

授精方式以前两者应用最为广泛,目前国内主要以宫腔内人工授精为主。

【操作程序】

同夫精人工授精临床操作规范。

第三节　人工授精实验室技术操作规范

一、精　液　收　集

1. 手淫取精精液收集

(1)核对夫妇证件(结婚证、身份证),确认丈夫身份。

(2)取精前洗净双手和外生殖器,盛装精液的容器上注明患者夫妇姓名、编号及采集日期和时间。避免同名同姓患者精液混淆。

(3)丈夫手淫取精,将精液射入无菌、无毒的取精杯内(广口玻璃或塑料容器)。尽可能在精液射出后30分钟内送进实验室,待精液分析。如手淫取精不成功可通过性交将精液收集于特制的无毒无菌避孕套内,精液运送过程标本保持在 20~37℃。

(4)再次进行精液常规分析,并做详细记录。精液标本的正常范围参考如下:颜色灰白,质地均匀,精液体积≥1.5ml,pH≥7.2,液化时间 60 分钟内,精子浓度≥15×10⁶/ml,精子总数每次射精≥39×10⁶,前向运动≥32%,精子总活力≥40%,正常形态≥4%。

(5)精液不液化,液化时间长的精液,加入等体积生理培养液(如 Dulbecco 磷酸缓冲液)并用加样器反复吹打,或用 18 号钝头的注射器反复吸进推出。

2. 逆行射精精液标本收集

(1)收集精液前禁欲 3 天。同时服用碳酸氢钠碱化尿液,每次 2g,每天 3 次。

(2)收集时先行尿道插入导尿管排空尿液,然后用葡萄糖氯化钠溶液冲洗膀胱,并留 2~3ml 于膀胱内,拔出导尿管。

(3)患者手淫性高潮后排尿,全部液体排入含 5%HEPES-HTF 液的取精杯内。

3. 供精精液

(1)核对夫妇证件(结婚证、身份证)。

(2)核对夫妇血型及与接受的供精精子血型及信息。

(3)将供精冷冻管从液氮中取出,拧松冷冻管盖、37℃水浴 10 分钟。

(4)再次进行精液常规分析,并做详细记录。

二、精 液 处 理

1. 密度梯度离心法处理精液(PureSperm)

(1)在 15ml 锥形离心管内加入 80%PureSperm1~1.5ml,在其表面缓慢加入 40%Pure-Sperm1~1.5ml,注意勿混合,两液体间应有清晰的界面。

(2)在 40%Puresperm 液体表面缓慢加入已复苏精液 1~1.5ml,以 300g 离心 20 分钟。

(3)去除上层精浆及 40%PureSperm 层,保留 80%PureSperm 层。

(4)换新的巴氏吸管,插入锥形管底,吸取沉淀到含 HEPES 缓冲的培养液 4ml 的试管中,混合后 400g 离心 10 分钟。

(5)将沉淀转入含 3ml 培养液中,混匀,300g 离心 5 分钟,弃上清液,轻指弹管底,让沉淀松散。

(6)滴片分析精子密度、活力及形态,调整密度,行宫颈内人工授精其前向运动精子总数不得低于 20×10⁶/ml,行宫腔内人工授精其前向活动精子浓度>10×10⁶/ml,置入 37℃培养箱待用。

2. 洗涤-上游法

(1)商品化的 Earle's、Ham's F10 或者 HTF,并添加了人血清白蛋白(human serum albumin,HAS)。

(2)充分混匀精液标本。

(3)取 1ml 精液至于 15ml 的无菌锥形离心管中,在精液上方轻缓加入 1.2ml 培养液形成液层。或者将精液小心加入培养液下方。

(4)将离心管倾斜 45°,增加精液和培养液的接触面积,37℃孵育 1 小时。

(5)轻轻将离心管竖直,吸取最上层 1ml 培养液,其中包含高活力的精子。

(6)加入 1.5~2.0ml 培养液稀释,300~500g 离心 5~10 分钟,小心去除上清液。

（7）加入 0.5ml 上述培养基,小心吹打,制成混悬液。

（8）测定浓度、活力,调整备用。

三、精 液 冻 融

1. 精液冷冻

（1）签署自精冷冻保存知情同意书,核对取精者的身份信息。

（2）IVF 取精室取精,通过传递窗交给 IVF 精液处理室,三方签字冻存精液。

（3）快速冷冻

1）将精液与含有甘油的精子冷冻保护剂等体积缓慢混合,装入冷冻管中。

2）将冷冻管置于液氮汽中(液氮液面上 10~15cm),静置 15 分钟。

3）直接投入液氮中保存。

（4）慢速冷冻(程序冷冻法)

1）在精液中逐滴加入冷冻保护剂,混合后加入冷冻管或麦管中。

2）将冷冻管或麦管放入程序冷冻仪。

3）程序降温,以 1℃/min 的速度,由室温降低至 0℃;再以 5~7℃/min 速度,由 0℃ 降至-30℃;然后,在 2 分钟内,由-30℃降至-80℃。

4）将冷冻管或麦管直接投入液氮中保存。

2. 精液解冻

（1）核对接受助孕治疗夫妇信息。

（2）将精液冷冻管从液氮中取出,拧松冷冻管盖、37℃水浴 10 分钟。

（3）再次进行精液常规分析,并做详细记录。

（4）精液解冻后立即处理。

第四章　体外受精胚胎移植及其衍生技术临床操作规范

第一节　控制性卵巢刺激

一、定　义

控制性卵巢刺激是指通过使用促排卵药物刺激卵巢,诱发超生理状态的多个卵泡发育和成熟,以增加妊娠概率。

二、适　应　证

具有实施 IVF/ICSI-ET 及其衍生技术指征并排除禁忌证的患者。

三、禁　忌　证

卵巢因素如卵巢衰竭或卵巢抵抗综合征等导致的无排卵;严重的精神疾病、泌尿生殖系统急性感染期、性传播疾病活动期;有吸毒等严重不良嗜好或接触致畸量的射线、毒物、药品并处于作用期;卵巢肿瘤患者;子宫不具备妊娠功能或严重躯体疾病不能承受妊娠;原因不明的子宫出血;雌激素依赖性恶性肿瘤,如乳腺癌、子宫内膜癌患者或治愈后;对 COS 药物过敏或不耐受者。

四、治疗前准备

(一) 常规准备
夫妇双方需进行系统的不孕症检查和常规体格检查,并排除禁忌证。

(二) 签署知情同意书
充分告知夫妇双方的权利和义务,并签署相关知情同意书。

五、操　作　程　序

(一) 卵巢反应性预测
根据年龄、体重、体重指数(body mass index,BMI)、既往控制性卵巢刺激反应及卵巢储备情况(AMH、AFC、$bFSH$、bLH、bE_2)等,预测卵巢反应性,制订促排卵方案。卵巢反应通常分为正常反应、高反应及低反应。

依据 2011 年博洛尼亚卵巢低反应共识:3 条满足 2 条定义为低反应,即:①高龄(≥40岁)或存在卵巢低反应的其他危险因素。②前次周期卵巢低反应(常规刺激方案获卵数≤3

个)。③卵巢储备下降(AFC<5~7 个或 AMH<0.5~1.1ng/ml)。另:无高龄或卵巢储备功能异常时,连续 2 个周期的最大化卵巢刺激后仍出现卵巢低反应也可诊断。

卵巢高反应是指在 COS 中对外源性促性腺激素(Gn)反应特别敏感,表现为大量卵泡募集、发育及雌激素的快速上升。常见于年龄<35 岁;既往周期有多卵泡发育,或获卵数多,或曾有 OHSS 发生史;月经周期长或稀发者及卵巢储备指标异常(AFC>16~20 枚;AMH>3.5~4.5ng/ml)等。虽然目前对卵巢高反应无统一诊断标准,但大多以 COS 周期取卵数目>15 个或由于卵泡发育过多取消周期,COS 后发生中/重度 OHSS,COS 过程中检测到直径>12~14mm 的卵泡数>20 个,E_2>5 000ng/L 等作为卵巢高反应的诊断依据。

正常反应是指介于低反应和高反应之间的卵巢反应,通常卵巢储备指标正常(1~1.4μg/L<AMH<3.5~4.0μg/L;7 个<AFC<16 个;bFSH<10U/L),既往无卵巢低反应或高反应史。

(二)常用促排卵相关药物

1. 氯米芬 主要成分为枸橼酸氯米芬,抗雌激素类药物。CC 主要以抗雌激素的特性发挥作用,通过竞争性占据下丘脑雌激素受体,干扰雌激素的负反馈,促使 FSH 与 LH 分泌增加,刺激卵泡生长;CC 还可直接作用于卵巢,增强颗粒细胞对垂体 Gn 的敏感性和芳香化酶的活性。

2. 来曲唑 芳香化酶抑制剂类药物。可能从两个方面发挥促排卵作用:①限制雄激素向雌激素转化,使体内雌激素相对不足,影响雌激素对下丘脑-垂体的负反馈作用,致垂体 Gn 分泌增加而促进卵泡发育;②雄激素在卵泡内积聚,增强 FSH 受体的表达并促使卵泡发育,卵泡内雄激素的蓄积还可刺激胰岛素样生长因子-Ⅰ(insulin-like growth factor,IGF-Ⅰ)及其他自分泌和旁分泌因子的表达增多,在外周水平通过 IGF-Ⅰ系统提高卵巢对 Gn 的反应。

3. 促性腺激素 包括尿源性 Gn 和基因重组 Gn。前者包括人绝经促性腺激素、尿源性人卵泡刺激素、人绒毛膜促性腺激素。后者包括基因重组促卵泡素、基因重组促黄体生成素和基因重组 HCG。促卵泡素有增加卵泡数量和促进卵泡发育的作用。LH 用于补充 LH 不足或刺激排卵,适用于低 Gn、卵巢反应迟缓、年龄较大的患者。HCG 有诱发排卵和黄体支持的作用。

4. 促性腺激素释放激素激动剂(GnRH agonist,GnRH-a) 有长效和短效两种剂型。GnRH-a 与 GnRH 受体有高度亲和力,使用后先后产生两种效应:①激发(flare up)效应阶段:即结合早期形成具有生物活性的激素受体复合物,刺激垂体 Gn 急剧释放,即一过性 Gn 升高,该效应发生在首次给药的 12 小时内,表现为血清 FSH 浓度上升 5 倍,LH 上升 10 倍,E_2 上升 4 倍。②降调节(down regulation)效应阶段:激发效应之后,若 GnRH-a 持续使用或使用长效制剂,垂体细胞表面可结合的 GnRH 受体被下调,对进一步 GnRH-a 刺激不再敏感,即发生了降调节作用,使内源性 FSH、LH 分泌被抑制,雌激素处于绝经期水平,通常用药 7~14 天达到药物性垂体-卵巢去势,由此作为临床应用的基础,抑制早发内源性 LH 峰。停药后垂体功能逐渐恢复,对于正常月经周期的妇女停药后卵巢功能恢复约需 6 周。

5. 促性腺激素释放激素拮抗剂(GnRH antagonist,GnRH-ant) GnRH-ant 与垂体 GnRH 受体竞争性结合,直接抑制垂体 Gn 释放,达到抑制早发内源性 LH 峰目的。用药后起效快、约 1 小时达峰值浓度,作用时间短并可逆转,停药后垂体功能迅速恢复,垂体抑制程度呈剂量依赖关系。

（三）常用促排卵方案

1. **GnRH-a 长方案**　是 COS 常用方案,常用于卵巢储备或卵巢反应性预测正常的 IVF 助孕妇女。即:月经周期第 2~4 天或前一周期黄体期中期开始给予长效或短效 GnRH-a 14~35 天,达降调标准(LH<5U/L,E_2<50ng/L,内膜厚度<5mm,无卵巢功能性囊肿),开始 Gn 促排卵。短效 GnRH-a 通常用至 HCG 注射日。垂体抑制程度与 GnRH-a 呈剂量依赖关系,需酌情选择用量。对年轻、卵巢储备功能正常及卵巢反应性预测正常的预后良好者,通常:①短效曲普瑞林 0.05~0.1mg/d s.c.,从前一周期黄体中期开始,14~21 天达降调标准后开始用 Gn 促排卵,同时剂量减至 0.05mg/d s.c. 至 HCG 注射日。②长效曲普瑞林或亮丙瑞林 3.75mg 月经第 2~4 天肌内注射 1 次,28~35 天达降调标准开始 Gn 促排。Gn 启动剂量通常在 100~300U/d,在用药过程中根据卵巢反应和激素水平调整 Gn 用量。

2. **GnRH-a 短方案**　利用 GnRH-a 的激发作用,协同外源性 Gn 募集卵泡,同时可抑制早发 LH 峰。常用于卵巢储备功能下降、低反应的 IVF 助孕妇女。方法:周期第 2 天开始使用短效 GnRH-a 至 HCG 注射日,周期第 3 天启动 Gn(150~300U/d)促排卵。

3. **GnRH-a 超长方案**　主要用于一些特殊情况,如:子宫内膜异位症、子宫腺肌病、多囊卵巢综合征等的预治疗。方法:周期第 2~4 天注射长效 GnRH-a,每 4 周注射 1 次,共 2~3 次,剂量全量或酌情减量,根据降调程度,适时启动 Gn 促排卵。值得注意的是,该方法有可能致垂体抑制过深,致卵巢反应不良患者放弃周期增加,Gn 用量和时间增加,需权衡利弊慎重使用。

4. **GnRH-ant 方案**　无激发效应,不产生囊肿,保留垂体反应性,在 PCOS 及高反应患者,GnRH-a 扳机可显著降低 OHSS 发生率。GnRH-ant 两种用药时机:①固定给药方案:在使用 Gn 促排卵第 5~6 天始 GnRH-ant(醋酸西曲瑞克或醋酸加尼瑞克注射液 0.25mg/d,s.c.)至 HCG 注射日。②灵活给药方案:根据优势卵泡大小、LH 水平及 E_2 水平适时添加 GnRH-ant(醋酸西曲瑞克或醋酸加尼瑞克注射液 0.25mg/d,s.c.),目前添加时机尚无统一标准,一般当主导卵泡直径达 12~14mm 或 LH≥10U/L,E_2≥150~600pg/ml 时加用。

5. **微刺激(温和刺激)**　周期 2~5 天始 CC 50~100mg×5 天或至 HCG 注射日(或来曲唑 2.5~5mg×5 天),CC 或 LE 5 天主导卵泡直径<14mm,加用 Gn(一般不超过 150U/d),也可适时用 GnRH-ant 预防早发内源性 LH 峰。GnRH-a 或 HCG 扳机,酌情可用非甾体抗炎药(nonsteroidal anti-inflammatory drug,NSAID)预防卵泡提前破裂。

6. **自然周期**　根据月经周期的长短适时开始卵泡监测,同时监测血清 LH、E_2、P 的变化,以决定是否注射 GnRH-a 或 HCG 扳机及取卵时机。若卵泡直径≥18mm,E_2 300pg/ml,LH<10mU/ml,P<1.0ng/ml 可给予扳机,32~34 小时取卵;LH>10mU/ml,P<1.0ng/ml,扳机后 20~32 小时取卵;LH>10mU/ml,P>1.0ng/ml,当日取卵。酌情可用非甾体抗炎药(NSAID)预防卵泡提前破裂。

7. **黄体期促排卵**　排卵后 1~3 天卵巢内有<8mm 的卵泡者,可尝试黄体期促排卵。可用 Gn 和来曲唑 2.5mg/d,当主导卵泡达 12mm 时停用来曲唑,如果排卵后 12 天目标卵泡直径未达 14mm,需用孕激素预防早发内源性 LH 峰,GnRH-a 或 HCG 扳机,32~36 小时取卵,冷冻胚胎再解冻移植。

微刺激、自然周期或黄体期促排卵方案多用于因病不能进行卵巢刺激;常规超促排卵方案卵巢低反应;反复胚胎质量差;卵巢功能减退或 OHSS 高危者。

目前,各种促排卵方案适用人群很难完全界定,每种方案都有其自身的特点,方案的选择需依据患者的评估及需求,医师对各种方案的经验以及方案的特点作出决定。

（四）卵泡发育监测

COS 监测是 IVF 的重要环节之一,其目的:预测卵巢反应性;监测垂体降调效果;评估 Gn 剂量是否恰当;预防 OHSS;确定扳机时机等。监测方法包括阴道 B 超和血清激素水平测定。阴道超声测量卵泡大小的方法:在两个正相交平面上测量卵泡的内径,并计算平均值。阴道超声测量子宫内膜厚度的方法:暴露子宫在矢状切面,清晰显示子宫内膜,测量子宫前壁子宫内膜-子宫肌层结合处至子宫后壁子宫内膜-子宫肌层结合处的距离。监测时机通常在 COS 前、Gn 启动日、Gn 促卵泡发育过程中、扳机日。

1. **COS 前监测**　主要预测卵巢反应性,制订 COS 方案。阴道 B 超检查了解盆腔有无异常,AFC(双侧卵巢 2~10mm 直径窦卵泡计数之和)及子宫内膜厚度;血清激素测定包括:AMH、bFSH、bE_2 等。上述监测通常在早卵泡期进行。

2. **Gn 启动日**　GnRH-a 降调方案,确定是否达降调标准,确定 Gn 启动剂量;非 GnRH-a 降调方案,如 GnRH-a 短方案、GnRH-ant 方案等监测内容同"COS 前监测",确定是否达 Gn 启动标准及确定 Gn 启动剂量。通常 Gn 启动剂量高反应不超过 150U/d,低反应可达 300U/d。

3. **Gn 促卵泡发育过程中**　通常 Gn 刺激 3~5 天后连续 B 超监测卵泡生长,正常卵泡发育速度为 1~2mm/d,伴血清 E_2 水平进行性上升及子宫内膜增厚。根据卵泡发育速度及数量可调整 Gn 用量,及时发现 OHSS 高风险(考虑是否滑行疗法),慢反应(考虑是否添加 rLH)等。

4. **扳机日**　确定扳机时机。关于最佳扳机时机,国内外尚无统一标准,但卵泡的大小和数量是决定扳机的主要评估指标。血清孕酮及 E_2 水平可作为参考指标。通常 2~3 个主导卵泡直径达 17~18mm(16~20mm),次级卵泡直径大多>14mm 时,给予扳机,34~37 小时取卵。另外,HCG 日子宫内膜厚度、血清孕酮水平、血清 E_2 水平及发育卵泡数目可协助决定是否全胚冷冻。

（五）扳机

常用扳机药物包括:HCG 和 GnRH-a。

1. **HCG**　代替内源性 LH 峰的作用,最常用。可用于所有促排卵方案。常规剂量:rHCG 250μg,s.c.或 uHCG 5 000~10 000U,i.m.。OHSS 高危者,酌情减量。

2. **GnRH-a**　促进垂体 LH 和 FSH 的释放,诱发内源性 LH 和 FSH 峰。仅可用于非 GnRH-a 降调周期。常规剂量:短效曲普瑞林 0.2mg,s.c.。GnRH-a 与 HCG 扳机比较,获卵数及获成熟卵数(率)相似,且能明显降低 OHSS 发生率,但 GnRH-a 扳机后也明显影响黄体功能。所以,GnRH-a 扳机常用于一些特殊情况:如为预防 OHSS 或囊肿形成时的 GnRH-ant 方案或其他非 GnRH-a 降调方案。

（六）黄体支持

目前黄体支持药物包括:黄体酮、HCG、雌激素及 GnRH-a。

1. **黄体酮**　为天然孕激素,是目前用于黄体支持的主要药物。黄体酮支持黄体的机制:①促使子宫内膜在雌激素作用的增生期基础上向分泌期转化,为受精卵植入作好准备。②降低子宫平滑肌的兴奋性及子宫对催产素的敏感性,保持子宫肌层静止,减少子宫收缩,以保证受精卵及胎儿在子宫腔内安全生长。③妊娠后通过促进母-胎界面 CD56$^+$淋巴细胞分泌孕酮诱导封闭因子(progesterone induced blocking factor,PIBF),促进母-胎面的免疫耐受,防止胚胎排斥。国内常用黄体支持药物包括黄体酮油剂、黄体酮缓释凝胶、微粒化黄体酮胶囊及地屈孕酮等。常用给药途径有肌内注射、经阴道及口服。黄体酮不同给药途径的体内吸收和代谢是不同的。

(1)黄体酮油剂:是肌内注射黄体酮剂型。肌内注射后迅速吸收,无肝脏首过效应、生物利用度高,肌内注射后血中孕酮浓度明显增高,血药浓度 6~8 小时达峰值,以后逐渐下降,可持续 48 小时,72 小时消失。通常剂量 20~100mg/d。优点:疗效确切,价格低廉,属人类辅助生殖助孕黄体支持传统用药。缺点主要是不良反应多,有过敏反应,每日注射,不方便,常有注射部位疼痛和刺激,易形成局部硬结,偶有发生局部无菌脓肿和损伤坐骨神经等,通常形成的局部硬结、无菌脓肿的吸收恢复需较长时间。

(2)阴道黄体酮:在 ART 黄体支持中,黄体酮经阴道途径给予是目前唯一可替代肌内注射黄体酮的制剂。剂型主要有黄体酮缓释凝胶和微粒化黄体酮胶囊。黄体酮经阴道途径给予后阴道上皮细胞迅速吸收并扩散至宫颈、宫体,并完成从子宫内膜向肌层的扩散。阴道黄体酮主要在子宫局部发挥作用,子宫局部孕酮浓度高,阴道途径给予黄体酮后 1 小时,子宫内膜和肌层开始出现黄体酮,4~5 小时后,黄体酮广泛分布于子宫内膜和肌层,并达到稳定浓度。黄体酮经阴道途径给予后 2~6 小时血药浓度达峰值,血中孕酮浓度显著低于肌内注射黄体酮。经阴道途径给予黄体酮,由于靶向作用于子宫,因此,可减少全身的不良反应。推荐剂量:黄体酮缓释凝胶 90mg/d,每日 1 次;微粒化黄体酮胶囊 300~800mg/d,分 3 次或 4 次。阴道黄体酮的优点:与肌内注射黄体酮比较,疗效相同,使用方便,无痛苦,不良反应少。

(3)口服黄体酮:剂型包括微粒化黄体酮胶囊和地屈孕酮,均存在肝脏首过效应。

①微粒化黄体酮胶囊:口服后,有效成分大部分经肝脏代谢分解,生物利用度低,仅剂量的 10% 产生孕激素活性,口服后血中孕酮浓度显著低于肌内注射黄体酮,而且不稳定,口服后 1~3 小时血药浓度达峰值,以后逐渐下降,半衰期 16~18 小时,约 72 小时完全消失。推荐剂量 200~300mg/d,分 1 次或 2 次服用,一次口服剂量不得超过 200mg。经肝脏代谢分解后产生的代谢产物多,副作用大,易产生明显的头晕、嗜睡等中枢神经系统症状,还会改变催乳素和 GnRH 的分泌,以及肝功能损害等不良反应。目前研究显示口服微粒化黄体酮胶囊不能充分支持子宫内膜发育。因此,口服微粒化黄体酮胶囊在 ART 中不推荐作为常规的黄体支持药物。

②地屈孕酮:并非真正的天然孕激素,属逆转黄体酮。全部作用均由孕酮受体介导,与其他受体结合少,不良反应小,口服易吸收,口服后 0.5~2.5 小时达血药浓度峰值,服药 3 天后血药浓度达稳态,5~20mg/d 范围内药动学呈线性关系,平均生物利用度 28%,高于微粒化黄体酮胶囊的 10~20 倍,有效剂量 10~20mg/d,肝脏负荷小,主要代谢产物为双氢地屈孕酮(20 α-dehydrogesterone,DHD),仍具有孕激素活性。地屈孕酮 63% 经尿排出,24 小时排出 85%,72 小时完全排出,地屈孕酮半衰期为 5~7 小时,DHD 半衰期为 14~17 小时。口服地屈孕酮后不改变原血清孕酮水平。优点:地屈孕酮与阴道黄体酮相比,更方便,耐受性更好;与口服微粒化黄体酮相比,低剂量生效,生物利用度高,代谢产物仍具有孕激素活性,副作用小,患者依从性好等。但目前尚缺乏地屈孕酮在 ART 黄体支持有效性的循证医学证据。

2. HCG 由胎盘的滋养层细胞分泌的一种糖蛋白激素。剂型包括 uHCG 和 rHCG，uHCG 和 rHCG 除了原材料来源不同外，分子结构及药代特点完全相同。HCG 黄体支持的可能机制包括：①持续刺激黄体分泌雌、孕激素。②刺激黄体产生与内膜转化、胚胎植入及胚胎发育相关的其他因子。HCG 注射（肌内或皮下）后约 12 小时达血药峰值浓度，120 小时后降至稳定的低浓度。黄体支持推荐剂量：1 000~5 000U，q. o. d. 。理论上，HCG 用于黄体支持不仅刺激黄体持续分泌孕酮，还刺激黄体分泌雌激素，延长黄体寿命，改善超促排卵引起的黄体功能不足，其作用机制更符合生理，且不需每天注射，但荟萃分析显示，在 ART 黄体支持中，HCG 在临床妊娠率、继续妊娠率、出生率和流产率上与黄体酮无差异，没有优越性，反而明显增加卵巢过度刺激综合征的发生，而且会干扰妊娠试验结果，需至少停药 5~7 天后进行妊娠试验。因此，HCG 不再推荐作为 ART 促排卵周期中黄体支持的常规用药。

3. **雌激素** 非维持妊娠所必需的激素。黄体雌激素分泌对维持孕酮促进正常子宫内膜分泌转化有重要作用，黄体雌激素分泌不足，可引起不孕或早期妊娠流产。ART 助孕雌激素水平正常甚至过高的情况下继续添加雌激素是否有益仍存在争议。推荐黄体期雌激素不足或缺乏时添加雌激素；不建议新鲜周期、自然周期冻融胚胎移植及自然妊娠者添加雌激素，除非有明确指征。目前国内可用于生育相关治疗的雌激素类药物主要有戊酸雌二醇及 17β-雌二醇；给药途径有口服、经阴道及经皮 3 种方式。

（1）戊酸雌二醇：是人体天然雌激素 17β-雌二醇的前体，口服吸收迅速而且完全，在首次经过肝脏过程中分解为雌二醇和戊酸。口服戊酸雌二醇后，只有 3% 的雌二醇被生物利用。口服 1mg 戊酸雌二醇通常 4~9 小时达 E_2 的最高血清浓度，约为 15pg/ml，服药后 24 小时内血清 E_2 浓度下降至约 8pg/ml。多次给药后血清 E_2 水平较单次剂量时约高 2 倍，E_2 浓度的平均值在 15~30pg/ml 之间。戊酸雌二醇经阴道给药不能脱戊酸，吸收少，因此不推荐经阴道给药。优点：口服给药方便，吸收完全，持续给药血药浓度稳定。缺点：生物利用度不高，主要经肝脏代谢，肝功能异常患者不建议使用。此外，雌激素可刺激肝脏凝血因子合成增加，凝血功能增强，静脉血栓风险增加，因此对于有血栓高危因素者应慎用。

（2）17β-雌二醇：有 3 种给药途径（口服、阴道及经皮）。口服给药可经胃肠道吸收，代谢为雌酮和硫酸雌酮，后者可转化为 E_2，与代谢产物本身共同发挥雌激素作用。口服 17β-雌二醇 1mg，4 小时血药浓度可达峰值，24 小时达稳态，平均血药浓度为 28ng/L，范围 20~54pg/ml，E_1/E_2 比值为 7.0。经阴道给药无肝脏首过效应，吸收效果好，同样 4 小时达血药浓度高峰，24 小时达稳态。经皮给药的优点：无肝脏首过效应，避免了由此带来的负面影响，副作用小。经皮给药吸收约为剂量的 10%，药物自给药部位经皮内毛细血管缓慢扩散进入全身血液循环。

4. GnRH-a 黄体期添加 GnRH-a 可能改善着床率及妊娠率，但目前证据尚不充分。其可能的机制：GnRH-a 可能促进着床前胚胎分泌 HCG，改善胚胎着床潜能；GnRH-a 选择性地抑制着床过程母体蜕膜特异金属蛋白酶组织抑制物（tissue inhibitor of metalloproteinase，TIMP 的作用，改善子宫内膜容受性；GnRH-a 刺激垂体 LH 释放，在非 GnRH-a 降调周期的黄体期给予 GnRH-a 有可能促进雌孕激素分泌，维持黄体的作用。GnRH-a 黄体支持给药方法主要有两种：①围着床期（受精第 6 天）注射短效 GnRH-a 1 次。如亮丙瑞林 0.5~1mg，s. c. ，或曲普瑞林 0.1~0.2mg，s. c. 。②短效 GnRH-a 黄体期持续给予至采卵术后 14 天。如布舍瑞林 300μg，b. i. d. 喷鼻。

总之,黄体支持在 ART 助孕中是必不可少的环节。黄体酮是黄体支持的主要药物,黄体酮经阴道给药是 ART 黄体支持首选给药途径。ART 黄体支持最佳开始时间在取卵日或次日晨,持续至妊娠 10~12 周停止黄体支持。

(七)治疗后监测

COS 后监测重点是观察有无严重 COS 并发症发生。

1. **OHSS 监测** OHSS 是 COS 的主要并发症,严重者可危及生命,需密切关注,严密观察。监测内容包括:COS 前评估是否高危人群,选择合适的 COS 方案;COS 过程中观察卵泡发育情况,若发生高反应或 OHSS 高危,采取一些预防措施,如 Gn 减量,滑行疗法,拮抗剂方案采用 HCG 扳机等以减少 OHSS 风险。扳机后观察有无 OHSS 发生,如腹痛、腹胀、少尿等症状,B 超有无胸腹水征及卵巢大小,血生化指标有无异常,尤其是有无血液浓缩征等。

2. **其他 COS 并发症监测** 血栓、卵巢扭转、多胎等。见本节并发症及处理部分。

(八)注意事项

控制性卵巢刺激药物需在专科医师指导下进行使用,严密监测,降低不良反应的发生率;促性腺激素使用时,卟啉症患者或者卟啉症家族史的患者在使用本品进行治疗时需给予严密监测,如治疗过程中卟啉症恶化或者首次出现卟啉症症状,应中止治疗;使用抗凝剂的患者需特别注意避免注射部位血肿;用药期间诊断出妊娠,应立即终止治疗。

(九)并发症及处理

卵巢过度刺激综合征是辅助生殖技术使用促排卵药物后引起的一种医源性疾病。特征表现为卵巢囊性增大,毛细血管通透性增加,体液从血管内向第三腔隙转移,造成血液浓缩、电解质紊乱、肝肾功能受损、血栓形成等,严重时甚至危及患者生命。OHSS 的典型临床表现为腹胀、呕吐、腹泻、卵巢增大、少尿或无尿、血液浓缩、血容量不足、电解质紊乱、胸腹腔积液、呼吸窘迫综合征,血栓形成,甚至出现多器官功能衰竭和危及生命。

根据 OHSS 严重程度分为轻、中、重三度。轻度:1 级为腹胀和腹部不适;2 级为 1 级加恶心、呕吐、腹泻,卵巢直径增大 5~12cm;中度:3 级为 2 级加腹水;重度:4 级加 3 级加胸腔积液、呼吸困难等临床证据;5 级为 4 级加血液浓缩、血液黏滞度增加、凝血功能异常及肾血流灌注减少。

(1)轻度 OHSS 的治疗:轻度 OHSS 具有自限性,不需特殊治疗。嘱患者注意休息并鼓励患者多进水,宜高热量、高蛋白、高维生素饮食,多食用新鲜蔬菜、水果,避免剧烈活动。多数患者在 1 周之内恢复,但应行门诊监护并做相应处理,症状加剧者应继续观察 4~6 天,预防轻度 OHSS 转变为中、重度 OHSS。

(2)中度 OHSS 的治疗:中度 OHSS 的患者,在门诊管理的基础上,需要仔细地评估,包括每天体重和腹围的测量,超声检查,检测腹水的增加和卵巢的大小来衡量。患者每天宜经口摄入液体,维持摄入量不低于 1L。不必严格卧床休息,以防出现血栓的风险。不建议使用非甾体抗炎药,它可能危及 OHSS 患者的肾功能。如果出现恶心、体重每天增加 1kg 以上或尿量减少(<500ml/d),则需要住院接受治疗。在此类患者入院后,可对其进行经腹或经阴道穿刺引流术。进行早期的穿刺引流治疗能够有效地控制中度 OHSS 患者的病情,以免其病情发展为重度 OHSS。

（3）重度 OHSS 的治疗

1）一般治疗：每日记录液体出入量、腹围、体重，监测生命体征；生化监测包括电解质平衡、血细胞比容、肝肾功能及凝血功能；B 超监测卵巢大小形态及腹腔积液的程度，也可以了解胸腔积液和心包积液的情况；并注意排除肿大的卵巢发生扭转。能进食者给予高蛋白饮食，补充多种维生素，摄入足够的液体、能量，注意保持水电解质的平衡。

2）扩容治疗：OHSS 的补液治疗的目的主要是维持血容量，确保组织和器官的灌注，防止血液浓缩及血栓形成，减少血管内液体外渗，维持水电解质的平衡。扩容治疗方式：给予患者生理盐水 1 000ml 静脉滴注，1 小时后查尿量在 1 小时内>50ml 者，可继续给予 5%葡萄糖生理盐水慢速维持，记尿量并测血细胞比容，若检测结果较治疗前无明显改善，需给予胶体扩容，25%白蛋白 100~200ml，静脉滴注，也可用低分子右旋糖酐 250~500ml 静脉滴注。白蛋白与羟乙基淀粉作为一种胶体溶剂，可改变血液渗透压、结合或灭活卵巢分泌的损害血管物质而达到预防 OHSS 的作用。目前对于 OHSS 高危患者，取卵后给予白蛋白或羟乙基淀粉已广泛运用于临床。根据检测结果纠正电解质及酸碱平衡紊乱。目前利尿剂的使用仍有争议，建议慎用利尿剂。

3）穿刺治疗：腹腔积液严重者如出现呼吸困难、腹胀、腹痛或少尿时，可经腹或经阴道后穹窿穿刺行腹腔积液引流减压，以缓解腹胀及呼吸困难等症状。穿刺引流胸腔积液、腹水的注意事项：①操作需在补液、排尿、B 超定位下进行。②穿刺引流胸腔积液、腹水时应注意心率、血压，如情况稳定一次可放液 3 000ml。③反复穿刺放液时应注意防止感染。目前有用腹水超滤仪对腹水超滤浓缩后再自体回输的方法。

4）预防血栓的治疗：重度 OHSS，血栓栓塞是危及生命的严重并发症，可用依诺肝素 40mg/d 或达替肝素 5 000U/d 治疗。最好穿上弹力紧身长筒袜，甚至给大腿间断性加压和活动下肢，防止下肢静脉血栓。若血栓形成可进行溶栓治疗或血栓切除术。

5）其他对症治疗：给予糖皮质激素（如泼尼松）减少各种炎症因子的释放，降低毛细血管通透性，阻止液体渗漏。保守治疗无效时，可考虑终止妊娠。全身情况不良者应预防感染和其他并发症。

第二节　超声引导下经阴道穿刺取卵

一、定　义

超声引导下经阴道取卵术是经穿刺引导装置将取卵针通过阴道后/侧穹窿达卵巢，通过连续负压吸引装置吸取卵子，并立即在显微镜下将卵子移到含胚胎培养液的培养器皿中，置 37℃培养箱中培养。

二、适　应　证

准备行 IVF/ICSI/PGT 的患者。

1. 女方因各种因素导致的配子运输障碍。

2. 排卵障碍。

3. 子宫内膜异位症。

4. 男方少精子症、弱精子症。

5. 不明原因的不孕。

6. 免疫性不孕。

7. 卵巢储备功能减退。

8. 遗传性不孕或由于遗传性疾病需行 PGT 助孕。

9. 有医学指征的生育力保存。

三、禁 忌 证

1. 泌尿生殖系统或全身急性感染。

2. 突发严重躯体疾病不能耐受手术者。

3. 其他不适宜进行辅助生殖技术助孕的情况。

四、术 前 准 备

(一) 仪器、器械

超声一台(配阴道探头)及阴道穿刺架,穿刺针(17~20G),负压吸引器,试管,恒温试管架。

(二) 穿刺途径的选择

尽可能地选择最短的穿刺途径,进针须避开宫颈、膀胱和肠管等脏器及血管,必要时需借助经阴道彩色多普勒超声避开血管。

(三) 患者术前准备

当日早晨核实患者身份(指纹审核、身份证、结婚证),向患者说明手术过程,消除恐惧心理,取得患者配合;了解患者全身体格状况及既往病史;术前 3 天禁房事,注射 HCG 当天或术前 1 天用无菌生理盐水彻底冲洗外阴及阴道;术前用无菌生理盐水反复冲洗外阴及阴道至干净后,用无菌棉球擦干。也可先用灭菌液冲洗,再用生理盐水冲洗以降低灭菌液可能的影响。

(四) 护士术前准备

手术室准备、手术器械准备、试管、培养皿预热,先调整负压吸引器,将负压调整至所需压力(按照负压吸引器要求),调整 B 超穿刺模式。

术前 30 分钟肌内注射哌替啶 100mg 或 50mg。也可采用静脉麻醉,但需有麻醉科医师监测,开放静脉液路,手术过程中行动态心电监护、血氧饱和度的监护。

(五) 取卵手术时间

在扳机后 34~38 小时进行,术前测体温和血压。取卵日测体温高于 37.5℃,则急查血常规,与患者谈话告知风险。术后调整抗生素用药级别。

五、操 作 程 序

(一) 麻醉方式

根据患者意愿、患者全身状态、卵泡数量以及各医院情况,选择不麻醉、药物镇痛或者静脉全身麻醉。麻醉须由麻醉医师实施,并配备有相应的麻醉设备。

（二）预热试管架

术前 30 分钟预热试管架至 37℃,并将适量试管放置在试管架中保温备用。定期检测试管架温度(可测定试管内液体的温度)并做好质量控制记录。

（三）术前准备

术前核对患者夫妇身份及原始证件,并记录;安排患者丈夫留取精液;术前测体温、心率、血压等生命体征;手术开始前医师、护士、实验室人员、麻醉医师再次核对患者身份。

（四）消毒及清洁

术前排空膀胱,取膀胱截石位,铺无菌单,常规消毒剂检查、清洗外阴,生理盐水棉球充分擦洗阴道,擦净阴道积水。

（五）穿刺架安装

探头涂抹耦合剂,安装无菌阴道探头套及穿刺架。

（六）超声观察

超声阴道探头经阴道至穹窿,检查双侧卵巢及子宫位置,观察卵泡的数量和盆腔积液情况。开启穿刺引导线,移动探头寻找最佳穿刺路径,尽量选择距离最近,中间组织最少,并避开阴道壁、盆腔血管处穿刺进针。必要时彩超下观察穿刺路径血流情况。

（七）连接穿刺装置

根据需要选择 16、17 或 18 号等型号取卵穿刺针,连接穿刺针导管、试管和电动负压吸引器,开启负压 80~120mmHg,穿刺前抽吸少许培养液测试负压。

（八）穿刺

穿刺针沿引导线进入盆腔,抵达卵巢表面时再加负压吸引,以避免将阴道内消毒剂残液带入培养系统。如卵巢位置较高时,可让助手腹部加压,使卵巢位置下移;穿刺针尽量不通过子宫体或者宫颈,但如确实无法避免时,决定新鲜胚胎移植的患者尽量使穿刺针不通过子宫内膜。从距离最近的卵泡开始依次穿刺卵泡。

（九）抽吸

左右旋转并同时小幅度上下移动针头,抽吸卵泡液,随着卵泡塌陷稍微后退针头,确保针头始终位于卵泡中央,以免卵泡壁裹住针头,卵泡完全塌陷后轻柔移动探头进行观察,确定卵泡液已完全吸出,再依次穿刺下一卵泡。同一路径卵巢穿刺完毕后,将穿刺针退后至接近卵巢表面再选择下一穿刺路径的卵泡进行穿刺,直至所有的大卵泡抽吸完毕。避免穿刺针在卵巢间质内快速用力移动,以免导致卵巢出血。

（十）捡卵

开始抽吸后助手注意随时观察试管内卵泡液情况,注意不要使卵泡液溢出,及时更换保温试管,将试管内卵泡液立即送入培养室内检查回收卵母细胞。实验室人员及时通报卵母细胞回收情况,如卵泡液量与获卵数明显不符,及时停止手术,寻找原因。

（十一）退出穿刺针

再次超声全面检查盆腔及双侧卵巢,观察有无盆腔活动出血及盆腔积液,取出探头。窥器暴露阴道,观察阴道壁穿刺点有无活动性出血,如有出血,给予钳夹或按压止血,必要时使用内用或外用止血药物。

（十二）术后观察

术后留院观察 1~2 小时,注意阴道出血情况及生命体征,以便及早发现出血等并发症;

镇痛或静脉麻醉后患者应注意观察意识恢复情况。

（十三）术后抗生素

术后酌情使用预防性抗生素。

（十四）术后监测

密切注意是否有腹痛、腹胀、阴道出血、发热等症状的出现，注意防治各种并发症。

六、注 意 事 项

1. 阴道必须彻底消毒，以免感染或污染培养液。
2. 术前排空膀胱和直肠，避免脏器损伤。
3. 穿刺点避开阴道壁血管，注意避免误伤盆腔内血管。
4. 尽量减少穿刺针进入盆腔次数，以免增加感染机会。
5. 取卵抽吸过程中注意收集的卵子数与抽吸卵泡数是否一致，相差较大时查找原因并作出处理。
6. 如在穿刺过程中吸出异常液体，必要时送病理检查，并更换穿刺针及吸管。
7. 术中及术后注意患者的一般生命体征，依据麻醉方式及患者具体情况决定留院观察时间。

七、并发症及处理

（一）出血

血管损伤出血是取卵操作中最常见的并发症。穿刺点部位渗血，出血量少，可予以纱布压迫止血；穿刺时刺破阴道壁血管，活动性出血，出血量多，可予以血管钳钳夹止血，必要时缝合止血。当发生盆腹腔内出血时，少量出血患者可出现腹痛、腹胀、腹部压痛、反跳痛等腹膜刺激征等症状和体征，血常规无明显改变，超声提示少量盆腔积液，可使用止血药物对症治疗，密切观察生命体征改变；大量出血时患者可出现头晕目眩、面色苍白、心率增加、血压进行性下降，四肢湿冷，血红蛋白进行性下降，超声可在盆腔、两侧髂窝、脾肾隐窝和肝肾隐窝观察到积液等临床表现，疼痛刺激膈肌可放射至肩部，需建立静脉通道，抗休克同时急诊手术治疗。

（二）膀胱和输尿管损伤

多发生在经阴道前穹窿两侧进针的情况下出现，患者可于术后数小时至数天后出现症状。

1. 膀胱损伤 可出现腹痛、排尿困难、血尿、膀胱积血等表现，导尿见大量血尿和血块，血常规提示血红蛋白进行性下降，B超下见膀胱积血声像，膀胱镜能明确诊断出血部位。患者需住院观察监测生命体征，留置导尿管，膀胱冲洗，预防感染、止血对症治疗，必要时膀胱镜下止血。

2. 输尿管损伤 可出现发热、腹痛、腰痛、严重时肾积水等症状，静脉肾盂造影或逆行膀胱造影提示膀胱腔内血块、输尿管扩张或肾盂积水征象，可行输尿管镜检测，放置输尿管支架。严重的输尿管损伤，需请泌尿外科医师行开腹或腹膜外输尿管修复成形术。

（三）肠管损伤

多发生在盆腔粘连严重的取卵手术，主要部位在直肠和结肠。大多数肠道的穿刺损伤较小,可以观察至肠管愈合。但较大的撕裂伤则可能导致严重并发症。肠管损伤常表现为手术后出现持续且进行性加重的急腹症症状。腹痛,伴有恶心、呕吐,严重者出现发热、休克症状,体格检查发现腹部较典型的腹膜刺激症状,包括腹肌紧张、腹痛、反跳痛,以及移动性浊音、肠蠕动亢进。辅助检查包括腹部超声、腹部立位 X 射线平片,可见膈下气体、盆腔积液、肠管扩张等表现。对可疑肠管穿刺伤,但生命体征平稳、急腹症症状不典型或不严重患者,可住院严密观察 24 小时;禁饮、禁食,静脉营养;静脉滴注广谱抗生素预防感染。对症状严重和典型的患者,立即行手术前准备,术前静脉滴注广谱抗生素预防感染。剖腹探查,对发现的肠管损伤部位进行修补,术后盆腔放置引流管 48 小时,保留胃管 1 周。

(四) 感染

主要由于穿刺针经阴道到卵巢引起的卵巢炎、穿刺输卵管积水引起的急性炎症发作。多数患者其生殖系统原有慢性炎症,取卵等手术操作增加了盆腔感染及急性发作、扩散的可能,严重者可形成盆腔脓肿。穿刺取卵后发生感染的患者常表现为术后发热,持续性下腹压痛、反跳痛等腹膜刺激症状,阴道分泌物异味。辅助检查:血常规、C 反应蛋白、血沉提示感染的表现,阴道分泌物异常,白细胞计数升高。盆腔彩超可见盆腔积液、盆腔脓肿等。可根据急性盆腔炎抗生素选药原则经验用药,并根据治疗效果及药敏结果调整用药方案。急性感染期需取消移植周期,全胚冷冻,待炎症控制后方可行胚胎移植术。

第三节　精 子 获 取

【定义】

精子获取的方法包括射精和手术取精,其中射精法包括常规取精(手淫法),手术取精包括附睾取精术、睾丸取精术。通过手术方法采集睾丸或附睾精子,是无精子症患者辅助生殖治疗中的重要步骤。

【适应证】

具有实施 IVF/ICSI-ET 及其衍生技术指征,并排除禁忌证。

【操作程序】

1. 常规取精　常规取精由取精者自行手淫采集精液样本。取精过程应避免非精液来源的微生物污染(如来自皮肤的共栖微生物),取精者应先排尿,用肥皂清洗双手和阴茎,冲洗干净后使用一次性洁净毛巾擦干手和阴茎,将精液射入无菌容器。

留样容器应能使阴茎头前端放入,又不会触及容器底部,以保证精液不会射至容器外,又不会粘在阴茎头表面;留样容器应配备盖子,避免移动过程中精液撒漏。采集精液后,取精者将样本交给实验室人员,签署留精知情同意书。

实验室人员接收样本后,将留样容器中的精液转移到无菌试管中,将试管置于 37℃恒温试管架上待精液液化。

记录取精者姓名、禁欲时间、样本采集的日期及时间、采集方法、样本是否完整、采集过程中是否遇到困难以及哪种困难、开始处理的时间等。

2. 逆行射精精子的收集　逆行射精是指在性交射精时,有射精动作、快感及高潮,但精液未射出,而是逆向流入膀胱,性交后在尿中可查到精子和果糖等。辅助生殖技术已经成功应用于逆行射精导致的男性不育症的治疗,而其中治疗的关键是如何收集逆行射精患者尿液中的精子。

精子的最佳生存环境是中性偏碱,而正常人尿液呈弱酸性,因此收集精液前应碱化尿液。具体做法为:取卵日前禁欲5~7天,在女方取卵日前3天开始低蛋白饮食,并服用小苏打片,每日1g,4次/d,以碱化尿液。取精当日,嘱患者于回收精子前1小时饮水600ml,1小时后手淫射精后立即排尿于无菌留样容器中。实验室人员立即对患者尿液样本进行上游法或密度梯度离心法等,以收集尿液中的精子。

3. 经皮附睾穿刺取精术 经皮附睾穿刺取精术(percutaneous epididymal sperm aspiration, PESA)是以细针经皮肤穿刺附睾头或体部抽出附睾液以获得精子的方法。术中取得的精子直接用于ICSI常可获得较高的受精率,也可将附睾精子冷冻保存备用。

PESA的基本步骤是:在同侧精索阻滞麻醉下,以拇指和示指固定患者的附睾,以连接于注射器的7号蝶形针经皮肤穿刺附睾头部,同时回抽注射器以保持适当的负压,轻轻地前进和后退蝶形针的针头,直到有足够量的附睾液抽出。如果送检后没有在附睾液中找到精子,可重复穿刺、穿刺对侧附睾或改行睾丸取精。

PESA的优点是操作简单,对设备要求低,创伤小;主要缺点是获得的附睾液体积小,容易被血液污染,有一定的失败率。

4. 经皮睾丸穿刺取精术 经皮睾丸穿刺取精术(testicular epididymal sperm aspiration, TESA)是使用细针经皮肤穿刺睾丸获取精子的技术。其适应证包括:①非梗阻性无精子症。②梗阻性无精子症,附睾内未能找到可利用的精子。③极度少精子症或隐匿精子症,精液中的精子不足或不适合行ICSI。④ART中的临时性取精困难。此外,由于睾丸精子的DNA损伤程度低于精液和附睾精子,对于反复IVF/ICSI失败的患者,如果怀疑与精液或附睾中的精子DNA损伤相关,可以考虑采集睾丸精子行ICSI治疗。

TESA的禁忌证包括:①睾丸体积小,质地柔软,估计睾丸中找到精子的可能性很低。②AZF微缺失检查发现AZFa或AZFb缺失。③急性生殖系统炎症或慢性生殖系统炎症急性发作。④阴囊皮肤感染未控制者。⑤凝血功能障碍等全身性疾病。⑥严重遗传学异常的患者。

TESA的基本步骤:在精索阻滞麻醉下,固定一侧睾丸并绷紧睾丸表面的阴囊皮肤,持细针经皮肤穿刺睾丸,回抽与细针相连的注射器以维持适当的负压,针尖向各个方向反复进退数次,以获得不同部位的睾丸组织,将吸取的睾丸组织送检寻找精子,用于ICSI或冷冻保存,一侧未找到精子时,可行对侧睾丸穿刺。

TESA的优点是操作简单、对设备和技术要求不高,但这种方法获得的睾丸组织通常很少,精子检出率低,睾丸损伤较重。对于梗阻性无精子症或临时性取精困难等睾丸生精功能正常的患者多数可获得满意效果,而对于非梗阻性无精子症或极度少精子症患者,TESA取精失败的风险较大。

5. 睾丸显微穿刺取精术 睾丸显微穿刺取精术(micro-surgical testicular sperm extraction, micro-TESE)是在手术显微镜下挑选直径较粗的生精小管以寻找精子的方法,是近年来随着显微外科技术的发展而出现的新技术。

基本步骤包括:在硬膜外麻醉或精索阻滞麻醉下,切开阴囊皮肤暴露睾丸,在手术显微镜直视下,沿睾丸长轴在睾丸表面无血管区纵行切开白膜,从不同部位的生精小管中挑选10余条相对较粗的生精小管,在体视显微镜下撕碎后寻找活动精子,如果未找到足够的精子可重新挑选 10 条小管进行检验。

精子发生活跃的生精小管的管径一般较粗,在显微镜下挑选较粗的小管有利于显著提高精子的检出率,尤其适用于生精功能严重受损的非梗阻性无精子症患者,如克氏(Klinefelter)综合征、血清卵泡刺激素较低或者睾丸体积较大、隐睾、AZFc 缺失等。甚至非嵌合型克氏征患者也可能通过 micro-TESE 从睾丸中找到精子从而获得生育机会,这是 micro-TESE 最大的优点;其次,micro-TESE 术中仅切取少量生精小管,可以最大限度地减少对血管和睾丸间质的损伤,有利于保护睾丸内分泌功能,这对睾丸内分泌功能已经受损的患者来说更有意义。micro-TESE 的缺点是需要显微手术设备,对医师的显微外科技术有较高要求,手术耗时较长。

第四节 常规体外受精胚胎移植

一、定　　义

体外受精胚胎移植是将不孕症夫妇的卵子与精子取出体外,在体外培养系统中受精并发育成胚胎,再将胚胎移植入女方子宫腔内完成种植,以实现妊娠的技术。

二、适　应　证

1. 女方因各种因素导致的配子运送障碍。
2. 排卵障碍,经一般促排卵治疗未受孕者。
3. 中重度(Ⅲ~Ⅳ期)子宫内膜异位症,或深部浸润型子宫内膜异位症;复发型子宫内膜异位症或卵巢储备功能下降。
4. 男方少精子症、弱精子症引起的不育,经其他助孕技术如 AIH 等未获成功者。
5. 不明原因不孕,经其他助孕技术如 AIH 等未获成功者。
6. 免疫性不孕。
7. 女方高龄或卵巢储备功能减退。

三、禁　忌　证

1. 男女任何一方患有严重的精神疾患、泌尿生殖系统急性感染或性传播疾病。
2. 患有《中华人民共和国母婴保健法》规定的不宜生育且目前无法进行产前诊断或胚胎植入前遗传学诊断的遗传性疾病。
3. 任何一方具有吸毒等严重不良嗜好。
4. 任何一方接触致畸量的射线、毒物、药物并处于作用期。
5. 女方子宫不具备妊娠功能或严重躯体疾病不能承受妊娠。

四、术　前　准　备

新鲜胚胎移植根据各实验室的胚胎体外培养系统决定胚胎移植时间,同时结合患者临床情况,移植时间多选择在受精后第 3 天进行卵裂期胚胎移植或第 5 天进行囊胚移植,也可在受精后第 2 天或第 4 天行卵裂期胚胎移植,目前常规采用经腹 B 超引导下胚胎移植。

术前、术中需手术室护士、临床医师及实验室胚胎学专家共同核对患者夫妇双方姓名、身份等信息。

五、操 作 程 序

1. 患者取膀胱截石位,膀胱处于半充盈状态以利于超声观察子宫腔。

2. 生理盐水擦洗外阴,覆以无菌孔巾,严格按照无菌原则操作,动作轻柔,以避免刺激宫颈、子宫等,阴道窥器充分暴露宫颈,生理盐水棉球及干棉球拭净阴道、宫颈分泌物,再用细棉签以生理盐水或培养液拭净宫颈口及宫颈管内分泌物。

3. 根据 B 超监测下的宫腔、宫颈内口位置及其弯曲程度调整移植外套管的弯曲度,轻轻向宫腔置入胚胎移植导管的外套管,越过宫颈内口时常有明确的轻微突破感。当外管置入困难时,可考虑使用内芯较硬的移植管协助置入,必要时应用宫颈钳牵拉宫颈。移植管的外套管到达预设的深度后固定,并撤出内芯。

4. 再次核对夫妇双方身份后,将装载有胚胎的移植管内芯经外管进入宫腔,至内芯尖端略突出于外套管后,保持内管位置,小心退出移植外套管 1cm,再将胚胎与移植液注入宫腔内。

5. 胚胎移植位置。胚胎的移植深度应在子宫腔的中间位置或距宫底约 1cm 处。

6. 退出移植管内芯、外套管。将导管送回培养室,用培养液冲洗后,显微镜下仔细观察是否有胚胎残留,若无胚胎残留,术毕。

六、术后监测及注意事项

1. 移植术后,患者可直接起身或卧床休息若干时间,嘱避免性生活及剧烈运动,遵医嘱使用黄体支持药物。

2. 黄体支持

(1)开始时间:取卵当日。

(2)方法:黄体酮 40~60mg,i.m.,每日 1 次。或地屈孕酮 10mg,b.i.d.。或黄体酮胶囊 100mg,b.i.d.。黄体酮凝胶,每日 1 次,阴道上药。有 OHSS 风险者慎用 HCG 进行黄体支持。同时严密监测患者生命体征及临床表现,并向患者交代注意事项。

3. 持续时间。移植后 14 天,查血 HCG;如未孕,停用黄体支持。如妊娠则维持至妊娠 10 周。

4. 密切注意有无腹痛、腹胀、阴道出血、发热等症状,注意防治各种并发症,包括卵巢过度刺激综合征、感染及出血等,一旦疑诊应及时按有关原则处理。在胚胎移植后的第 14 天,留晨尿查 HCG 以判断是否妊娠,或者于胚胎移植后的第 14 天查血清 HCG 水平以判断妊娠。妊娠检测阳性者继续黄体支持约 2 周行 B 超检查以确定临床妊娠。IVF-ET 术后妊娠者被视为高危妊娠,孕产期应适当休息,加强产检,及时做出相应处理,临产时如合并其他产科指征可适当放宽剖宫产指征。

七、注 意 事 项

1. 移植前反复核对夫妇双方姓名无误。

2. 移植时严格无菌、无毒、无味、无尘操作。

　　3. 动作轻、稳、准,减轻对宫颈和子宫的刺激。

　　4. 尽量避免出血。

　　5. 移植困难者,术前 30 分钟可注射苯巴比妥(鲁米那)针 0.1g,肌内注射阿托品针 0.5mg。

　　6. 移植特别困难者,应将胚胎冷冻保存,进一步行宫腔镜检查明确原因。再次移植时,可在实施移植前一个周期进行移植预试验,先以探针探测宫腔深度,以判断移植管进入子宫腔的难易程度及方向,继而试插胚胎移植导管。记录进入宫颈内口时受阻的位置,进入子宫腔的方向及深度,移植术前晚注射苯巴比妥(鲁米那)针 0.1g,术前 30 分钟肌内注射阿托品针 0.5mg。

　　7. 注入胚胎时应控制推注压力,压力不宜过大。

　　8. 注入胚胎后应注意不要放松注射器芯,避免由于回吸作用使胚胎回吸入移植管内而使胚胎遗留。

八、并发症及处理

　　常规 IVF-ET 的相关并发症,包括近期、远期并发症。近期并发症,如卵巢过度刺激综合征、出血、感染、脏器损伤、卵巢扭转及血栓形成等。本节中主要讨论多胎妊娠减胎相关并发症及处理。

　　随着辅助生殖技术如体外受精、诱导排卵的广泛应用,高序多胎妊娠的发生率显著升高。相对单胎妊娠,多胎妊娠会增加母亲、胎儿和新生儿并发症风险。最严重的两种风险是完全妊娠丢失、早产及其潜在的结局,包括围产期死亡、呼吸道和胃肠道并发症、感染和远期神经功能损害等。理想情况下,通过提高对诱导排卵和胚胎移植的控制水平可避免高序多胎妊娠。如果发生多胎妊娠时,多胎妊娠减胎术(multifetal pregnancy reduction,MPR)是用来降低多胎妊娠的特有风险和解决其相关问题的手术。

　　(一) 多胎妊娠减胎术并发症

　　多胎妊娠的自然病程和结局受很多因素限制。多胎妊娠的胎儿死亡率和并发症发病率会随着胎儿数量增加而增加,并且不良的妊娠结局主要是由早产所致。不仅是医疗结局,多胎分娩对家庭的经济和心理也造成很重要的影响。因此经济和心理问题也可能是 MPR 的额外指征。

　　1. 出血　MPR 手术需在超声引导下,用 16~22G 穿刺针刺入胚体的胎心,手术操作时,如果造成血管损伤,可能仅仅是外出血,严重时也可能出现内出血。患者会有腹痛、腹胀、肌紧张等腹膜刺激征,甚至出现失血性休克,如头晕、面色苍白、四肢厥冷等。如果发生腹膜后血肿症状、体征往往不明显,容易漏诊。

　　MPR 手术当中特别注意避开血管的位置。必要的情况下,需要探头纵横探查,明确是否是血管断面的图像。另外,设计进针的途径,避免穿刺针反复进出子宫,穿刺针的直径尽量小。对于阴道壁出血的患者,首选局部压迫止血,如果怀疑腹膜后出血或血肿,生命体征不平稳,应该立即开腹或腹腔镜手术探查,清除血肿,压迫止血。出血量大休克的患者,要吸氧、建立静脉通道,观察血压、脉搏、呼吸、神志、体温、出入量等,注意保暖,适当应用抗生素,预防感染。

　　2. 感染　减胎术中应该注意严格无菌操作,合理应用抗生素预防感染。术前应充分准备及消毒,保持穿刺点及外阴、阴道清洁,特别对术前有阴道出血者,应提前应用抗生素,预防感染。

术后一旦出现发热、白细胞升高等症状提示感染可能。临床表现:可有发热、头痛、持续性的下腹疼痛,另外可能会有下腹压痛、反跳痛、肌紧张等腹膜刺激症状。血常规发现白细胞计数升高。超声检查提示有盆腔积液等。如果出现感染需要合理应用抗生素并加强支持治疗。

在减胎过程中,注意穿刺适当的位置,减少感染风险。比如在多绒毛膜妊娠中,通常选择最接近子宫前壁且最容易进行操作的胎儿。

3. **妊娠丢失** 减胎术操作技术已经很成熟,早、中孕期实施减胎术,总的流产率大致相同,最低为 5.4%,但部分取决于操作者的经验、起始胎儿数及最终胎儿数。妊娠丢失主要是由于所减胎儿坏死物质的释放、感染、多胎妊娠以及患者心理压力等。因此术前充分知情,术后积极保胎。如出现流产、早产迹象,应适当卧床休息,对症治疗,提高胎儿存活率。如果可能,MPR 使用更加微小的操作器械和尽量缩短手术时间均可能降低早产和流产率。

4. **脏器损伤** 无论是经阴道还是经腹行 MPR,都要防止损伤膀胱、肠管、输尿管及血管等。熟悉盆腹腔的解剖及脏器的超声影像。手术中尽量避免损伤。

在 MPR 手术中如果出现肠管的损伤,患者可能出现持续性的或者逐渐加重的腹膜刺激症状,伴有恶心、呕吐、严重的发热,超声检查有盆腔积液、肠管蠕动亢进等。需要禁食、禁饮,对症处理。如果症状加重或者特别典型应该进行手术治疗。如果出现膀胱及输尿管的损伤,患者往往会出现腹痛,伴疼痛放射到腰部,发热、排尿困难、血尿等,甚至失血性休克。查体可以有典型的腹膜刺激症状,导尿会见到大量的血尿和血块。可以结合盆腔超声、磁共振检查,必要时行静脉肾盂造影来协助诊断。如果发生了膀胱或输尿管的损伤,需要适当地应用抗生素,预防感染,放置尿管或输尿管支架,必要的时候做手术修补。

5. **凝血功能障碍** 减胎术后也可能发生凝血功能异常。死亡胎儿释放大量凝血活性物质,可发生胎儿血管栓塞综合征,引起血栓形成及弥散性血管内凝血。但与单胎妊娠死亡不同的是,多胎之一胎儿死亡后胎盘血管闭塞,胎盘表面纤维素的沉积可阻止凝血酶的释放,使凝血障碍发生的危险性明显减小。一项研究显示 MPR 不影响在妊娠较晚期进行的胎儿纤连蛋白检查的效度。目前无因为行 MPR 而导致 DIC 的证据,但仍然需要定期检查凝血功能及血常规,早期发现和预防 DIC。

(二)其他并发症

体外受精胚胎移植的其他并发症,如卵巢过度刺激综合征、感染、出血、损伤周围脏器、血栓形成等相关风险具体详见第四章第一节相关内容。

第五节 卵细胞质内单精子注射

【定义】

卵细胞质内单精子注射是在显微镜操作系统的帮助下,在体外直接将单个精子注入卵母细胞质内使其受精,然后进行胚胎移植的技术。

【适应证】

1. 严重的少精子症、弱精子症和畸形精子症[密度<$5×10^6$/ml,活力(a+b)<10%,正常

形态率<5%〕,不能回收到足够数量的前向运动精子。

2. 极度少精子症、弱精子症或畸形精子症。

3. 不可逆的梗阻性无精子症。

4. 生精功能障碍(排除遗传缺陷疾病所致),但睾丸活检有精子者。

5. 免疫性不孕,行常规 IVF-ET 治疗失败的。

6. 不明原因不育,行常规 IVF-ET 治疗失败的。

7. 常规体外受精失败。

8. 精子顶体异常。

9. 需行植入前胚胎遗传学诊断。

【禁忌证】

同 IVF-ET。

【术前准备】

1. **女方检查** 同 IVF-ET。

2. **男方检查**

(1)常规体格检查、肝肾功能、血型、传染性疾病相关检查。

(2)精液常规检查,异常者应复查。

(3)生殖内分泌(血清 FSH、LH、PRL、T、E_2 水平)检查。

(4)染色体核型检查:有条件还应行 Y 染色体微缺失以及少精子症、弱精子症相关遗传性疾病基因的检查。

(5)无精症患者行附睾穿刺或睾丸活检,如有成活精子方可考虑行 ICSI 治疗。

(6)必要时进行遗传咨询。

(7)低渗肿胀试验:对于精液标本分析显示无活动精子存在的患者,建议事先行低渗肿胀试验以鉴别不活动的活精子和死精子。

(8)告知患者夫妇,使其对该技术的过程、成功率、不良反应、对子代的可能影响(特别是 ICSI 的风险,如将生精障碍、生殖障碍相关遗传学疾病遗传给子代的可能性)及其他风险、费用、时间安排等充分知情,并签署各种知情同意书。

【操作程序】

同 IVF-ET。

【术后监测】

1. 卵细胞质内单精子注射。移植后 12~14 天,HCG 检测证实妊娠,继续应用黄体支持到 ET 后的 4 周行早孕超声检查,确定宫内妊娠后考虑逐步减量至妊娠 10~12 周停止黄体支持。如妊娠,尿检阳性后 2 周 B 超证实宫内是否有孕囊、孕囊个数、有无胎芽及心管搏动,是否为异位妊娠等。

2. 若流产或胚胎停止发育,需行清宫处理,并建议患者对流产胚胎进行遗传学分析。

3. 若宫外孕转妇产科处理。

4. 孕 11~13^{+6} 周检查彩超和胎儿颈后透明层厚度(nuchal translucency,NT)了解胎儿有无畸形,若无异常转产科定期产检。

5. 告知患者有不适及时联系生殖中心。

6. 活产者,于分娩后 4 周内随访母婴情况,随访内容包括:分娩孕周、分娩胎儿数量以及存活胎儿数量、胎儿性别、出生体重以及是否有先天畸形、产科并发症等。

【注意事项】

1. 当双侧卵巢明显增大,卵泡数>20 个时,必须检查血 E_2,如血 E_2>5 000pg/ml,估计发生 OHSS 可能性大时,建议取消本周期新鲜胚胎移植。

2. 当取卵数>20 个时,取消新鲜胚胎移植,严密监测患者 OHSS 的发生,并向患者交代注意事项。

3. 在胚胎移植前或者当天,患者若出现 OHSS 的症状且中量以上腹水,双侧卵巢明显增大,雌激素水平较取卵前明显升高,应取消新鲜周期移植,将全部胚胎冷冻。

4. 各种手术操作过程中要注意无菌无毒与动作轻柔。

5. 移植胚胎数。年龄<35 岁行第一次治疗周期的患者建议行单胚胎或单囊胚移植,不能超过 2 个胚胎,其余移植均不超过 2 个胚胎;纵隔子宫、单角子宫、瘢痕子宫者建议行 D3 单胚胎移植或 D5 单囊胚移植。

6. 两次超排卵周期之间以间隔 3 个月为宜。

第六节 胚胎植入前遗传学诊断

植入前遗传学诊断是指在配子或胚胎阶段对染色体病或单基因病进行分子遗传学的检测,选择没有疾病表型的胚胎移植入子宫,从而避免遗传病胎儿的妊娠。PGD 是在胚胎最早阶段实现的产前诊断形式,在妊娠建立前即实现了优生,有效避免了选择性流产及其伴随的伦理冲突和身心损害,并缩短了由于选择性流产导致的达活产时间的延长。

【定义】

1990 年,Handyside 等报道了植入前遗传学诊断(preimplantation genetic diagnosis,PGD)技术首次临床应用的成功;后来该技术被延伸应用至进行植入前胚胎染色体非整倍体的筛查以提高辅助生殖技术的成功率,此即植入前遗传学筛查技术(preimplantation genetic screening technique,PGS)。2017 年,国际辅助生殖技术监测委员会(International Committee for Monitoring Assisted Reproductive Technologies, ICMART)、美国生殖医学会(American Society for Reproductive Medicine,ASRM)、欧洲人类生殖和胚胎协会(European Society of Human Reproduction and Embryology,ESHRE)等多个辅助生殖相关学术组织倡议将 PGD、PGS 统称为植入前遗传学检测。其中,PGT-A(PGT for aneuploidies)为胚胎的非整倍体检测,PGT-SR(PGT for chromosomal structural rearrangements)为胚胎的染色体结构重排的检测,而 PGT-M(PGT for monogenic defects)为胚胎的单基因病检测。

【适应证】

PGT 主要分为以下 3 类:①非整倍体检测(使用 PGT-A)。②单基因性疾病(使用 PGT-M);③染色体结构异常(使用 PGT-SR)。

1. PGT-M 适应证

(1)夫妇具有生育遗传病子代的高风险,并且家族中致病基因突变诊断明确或致病基因连锁标记明确,这类单基因遗传病包括常染色体隐性遗传病、常染色体显性遗传病、X 连锁显性遗传病、X 连锁隐性遗传病、Y 连锁遗传病等。

(2)具有遗传易感性并严重影响健康的疾病:夫妇双方或一方携带严重疾病的遗传易感

基因,如遗传性乳腺癌易感基因 *BRCA1*、*BRCA2*。

（3）人类白细胞抗原(humanleukocyteantigen,HLA 配型)：患有严重血液系统疾病的患儿需进行骨髓移植但供体来源困难时,父母可通过 PGT-M 生育与患儿 HLA 配型相同的健康同胞,通过获取健康新生儿的脐带血或骨髓中造血干细胞,供患儿进行移植。

2. PGT-SR 适应证

（1）染色体易位：如平衡易位、罗伯逊易位。

（2）部分染色体倒位。

（3）其他染色体结构异常或染色体数目异常：如 45,XO、47,XXY。

3. PGT-A 适应证

（1）女方高龄：女方年龄 38 岁及以上。

（2）不明原因反复自然流产：反复自然流产 2 次以上。

（3）不明原因反复种植失败：移植 3 次及以上或移植高质量卵裂期胚胎数 4~6 个或高质量囊胚数 3 个及以上均失败。

（4）严重畸形精子症。

【PGD 的禁忌证】

1. 目前基因诊断或基因定位不明的遗传性疾病。

2. 非疾病性状的选择,如性别、容貌、身高、肤色等。

3. 其他不适宜实施 PGD 的情况：如 47,XYY 和 47,XXX 性染色体数目异常；1qh+、9qh+、inv(9)(p12q13)、Yqh+等染色体多态性等。

【术前准备】

PGT 的术前准备应包括优生遗传咨询、PGD 知情同意书的签署、PGD 预实验及 PGD 相关术前检查的完善。

1. 优生遗传咨询　优生遗传咨询是 PGD 必不可少的环节,也是首先应该进行的步骤。通常由遗传学专家对考虑行 PGD 助孕治疗的夫妇对其生育史、基因及染色体检查结果进行初步评估,判定其是否具有 PGD 治疗指征,并就相关遗传疾病的发生、产生规律、发生风险及防治等一系列问题,给予全面的咨询并提出建议意见。咨询内容包括以下方面：

（1）各种相关基因或染色体疾病的发病机制、特点及防治必要性。

（2）各种相关疾病的遗传风险：当为单基因疾病进行遗传咨询时,应为其解释相关病种的遗传风险,如常染色体显性遗传性疾病子代风险是 50%,常染色体隐性遗传性疾病子代正常纯合子率为 25%,携带率为 50%；HLA 配型相符的概率是 25%,如果在 β-珠蛋白生成障碍性贫血（又称 β-地中海贫血）家系中地中海贫血基因正常或携带率是 3/4,再乘以 HLA 配型的胚胎 1/4,最后概率是 3/16；当为染色体疾病携带者进行咨询时,应向其解释相关染色体异常的有丝分裂规律及遗传风险,例如染色体易位携带者中罗伯逊易位携带者正常率为 1/6,携带率为 1/6,相互易位携带者正常率为 1/18,携带率为 1/18 等。

（3）IVF-ET 过程中的相关风险及胚胎活检相关显微操作可能存在的近期及远期风险。

（4）PGD 技术本身的局限性,如嵌合体现象、单细胞等位基因脱扣等可能导致的误诊等。

（5）为患者提供 PGD 之外的其他治疗途径的咨询,如赠卵、供精、孕早期绒毛产前诊断,以及无创母血胎儿游离 DNA 诊断等。

2. PGD 知情同意书的签署　在开始 PGD 周期前,接受治疗的夫妻双方必须签署如单基因病的 PGD、染色体结构变异的 PGD 知情同意书或胚胎非整倍体性的 PGT 知情同意书等。知情同意书需由医师向夫妇进行充分的告知及讨论,其内容包括 PGT 的基本流程、费用、预期结果、胚胎活检操作可能存在的风险、PGD 技术的局限性、本中心的现阶段 PGD 经验及统计的错误率等。经夫妇的充分知情及授权后才能进行正式的 PGD 治疗,以保护医患双方的合法权益。

3. **PGT 预实验** 在启动 PGD 之前,需进行预实验明确基于本中心目前实验条件对该家系 PGD 检测的可行性,并为每个家系进行制订具体的实验方案。

首先,应检测本中心 PGD 专用设备的齐全程度和可用性,避免实验试剂及耗材的外源性 DNA 污染,保证 PGD 检测的准确及顺利进行。

其次,对于各类不同类型的 PGD,有着不同的预实验要求:

(1)对于单基因疾病的 PGT(PGT-M),预实验需根据突变类型,选择相应的检测方法(如针对相关突变检测或连锁分析),建立相应单细胞 DNA 扩增体系及其检测方案;近年来,芯片技术及 NGS 技术已逐步替代了传统 PCR 方法在 PGT-M 的应用,PGT-M 中的 α-3.7、α-4.2、HLA 配型、罕见型地中海贫血、罕见单基因遗传病特殊病种如 α-3.7 地中海贫血及致病基因明确的罕见遗传病等需携带者父母和子女或者携带相同基因型的直系亲属提供其基因检测报告,并抽血先行预实验。

(2)对于需进行 HLA 配型的 PGD,夫妇双方及患儿需抽血先行预实验,患儿须至少输血后 1 周才可抽血。

(3)对于染色体结构异常的 PGT(PGT-SR),既往主要采用荧光原位杂交技术(fluorescence in situ hybridization,FISH)技术进行诊断,预实验的任务为通过外周血的染色体预杂交,以明确染色体重排位点和优化探针组合。近年来 FISH 技术已基本被芯片技术或 NGS 技术所替代,当无需区分完全正常与易位携带(和携带者核型相同)胚胎时,无须进行预实验,当染色体易位患者(染色体核型报告中包含 der、rob、t、dic 字符)存在携带者子女或父母中有相同核型的家系需要区分完全正常与易位携带胚胎时,则需向 PGT 实验室提供夫妻双方及子女,或夫妻双方及与携带者相同核型的直系亲属血样和相关核型的检测报告。

4. **术前检查** 除常规 IVF 术前检查所含项目外,必须行夫妇双方染色体核型检查及地中海贫血基因检测,以排除夫妇双方未知的染色体异常及地中海贫血突变基因携带状态。

【PGT 的临床流程】

PGT 的临床流程包括控制性促排卵、体外受精胚胎培养、胚胎活检、诊断、胚胎移植及随访等操作,各个环节的紧密结合才能确保 PGD 的成功实施。

1. **控制性促排卵** PGD 促排卵方案的选择基本同常规 IVF。临床医师需参考女方年龄、AFC、基础 FSH 水平、有无不孕病因以及既往的促排卵反应等,还要考虑 PGD 的适应证和可移植胚胎的比例,综合来决定促排卵方案和促排卵药物的选择及启动剂量。

在估计卵巢正常反应时,可选择长方案或拮抗剂方案。单基因性疾病 PGD 周期只需要按正常启动剂量,而染色体易位 PGD 和 HLA 配型周期需要较常规 IVF 稍高的剂量以获得相对更多的卵子;在估计卵巢高反应时,建议选择拮抗剂方案,必要时用 GnRH-a 扳机;在估计卵巢低反应时,可选择长方案,同时加大 Gn 启动剂量,也可选择拮抗剂方案或者短方案,同时告知患者可能需要多次取卵积累胚胎。

2. **授精方式** 采用 FISH 分析的 PGD 病例,对授精方式没有限制,使用 ICSI 和常规授精方式均可。而所有采用 PCR 或全基因组扩增技术进行 PGT-M 或使用芯片技术行染色体分子水平检测的病例，都必须采用 ICSI 授精方式，以避免精子来源的 DNA 影响检测结果。同样，应仔细且小心地去除卵丘细胞以避免母源 DNA 的污染。

3. 胚胎培养　采用微滴，尤其双井微滴培养皿进行单胚胎培养，以避免因移动导致胚胎混合的风险。其余培养方式与常规 IVF 相同。

4. 活检方法　当前 PGT 的活检方法主要分为极体活检、卵裂球活检及囊胚外胚层活检。需依据临床 PGD 目的进行选择。

（1）极体活检：第一极体活检可在取卵当天，HCG 注射后 36~42 小时进行。第一及第二极体活检可在受精后 9~22 小时进行。PCR 分析病例需对第一、第二极体按次序进行活检。应注意极体活检其仅能分析母源性异常，不能分析父源性异常，也不能诊断发生在受精期间或受精后的有丝分裂异常，另外需要检测的卵母细胞数量远比卵裂期胚胎和囊胚多，耗费的人力、物力增加。

（2）卵裂球活检：在取卵后第三天的上午进行，胚胎发育至 6~10 细胞的卵裂期胚胎，从中活检 1~2 个单卵裂球，质量不良的胚胎不应进行活检。应注意此时细胞间连接已经发生，分化已开始，活检可能会造成特异性损伤。该方法胚胎细胞丢失比例较高，可能对胚胎近期及远期安全性造成影响。且卵裂期高嵌合体现象，易导致 PGT 误诊的发生。

（3）囊胚滋养外胚层活检。可选择两种活检方式：一为第 3 天透明带打孔，第 5 天获取滋养层细胞；二是于第 5 天一同进行透明带打孔及滋养层细胞的获取。其可以从滋养层细胞中取 5~10 个细胞，大大提高检测灵敏性和特异性，而且内细胞团不受活检的影响。但仍应注意以下问题：①滋养外胚层细胞为多核化、合胞化，且可能与内细胞团核型存在不一致性，影响诊断准确性。②该方法通常需要冷冻胚胎。③有无可移植胚胎的风险。

细胞活检在用于卵细胞质内单精子注射的显微注射仪上进行。活检的方法有 2 种：即透明带打孔后用平口针吸取细胞和直接用斜口针扎入透明带内吸取细胞。具体透明带打孔的方法又可再分为 3 种：即化学法、机械法以及激光法。化学法研究显示对胚胎生长发育有阻滞作用，现已较少使用。目前推荐使用更加快速、准确和安全的激光法。建议在透明带内只做一个开口，以避免孵化过程中囊胚丢失或胚胎被困住。开口过大（>60μm），过多的胚胎挤压，需小心避免激光热效应对细胞器的损失。极体活检时透明带打孔后再用内径 20μm 的细针吸取极体，而卵裂期活检用 30~40μm 的细针通过透明带的孔吸取卵裂球。囊胚活检时，用 30~40μm 的细针吸住孵出的滋养外胚层，然后一边向外拉薄滋养外胚层，一边用激光切断拉薄的细胞。取出滋养层细胞。

5. 诊断技术　应根据 PGT 的指征及患者经济条件选择合适的诊断方法。目前 PGT 的诊断技术主要包括单细胞聚合酶链反应、荧光原位杂交技术，以及全基因组扩增（whole genome amplification，WGA）基础上衍生的新技术，如单体型分析、比较基因组杂交芯片技术（array-based comparative genomic hybridization，aCGH）、单核苷酸多态性芯片技术（single nucle-otide polymorphism array，SNP-array），以及下一代测序技术（next general sequencing，NGS）。

检测体系应确定适当的阳性及阴性对照，并使用适当的标记物进行等位基因脱扣（allele drop-out，ADO）及外源性 DNA 污染的检测。可通过调整扩增技术和检测方法以及结合单核苷酸多态性位点等方法降低 ADO 的发生。

PGD 检测结果建议由两位以上经验丰富的遗传学医师解读，并对不一致的情况进行结果的解读和比对,待达成共识后才可对胚胎作诊断。对于男性新发突变且缺乏先证者的情况下,可考虑使用单体型分析进行 PGD 检测。

6. 胚胎的冻存 由于检测所需时间较长且无法进行新鲜周期胚胎移植,需行全胚冷冻。通常采用玻璃化冷冻的方式。PGD 患者第 3 天的胚胎根据病种不同,若达到一定数量即可进行囊胚培养后活检。

7. 活检后胚胎的选择和移植 PGD 周期的胚胎体外培养同常规 IVF 的囊胚培养。PGD 周期的胚胎移植需兼顾 PGD 结果和胚胎评分综合进行选择,选择移植胚胎的原则如下:

(1)在囊胚期活检的 PGD 后建议采用单个胚胎移植。

(2)在单基因性疾病的 PGD 中,常染色体隐性遗传性疾病的诊断结果包括正常、携带者和重型 3 种,需要结合胚胎的发育情况选择移植胚胎。移植携带者需要与患者再次说明。不同的单基因疾病可能还存在携带者胚胎基因表型不同的情况,当仅有携带者胚胎可进行选择时,需要根据致病程度的轻重进行胚胎的选择。

(3)在单基因性疾病的 PGD 中,常染色体显性遗传性疾病的诊断结果包括正常和致病胚胎 2 种。仅可选择正常胚胎进行移植。

(4)在单基因性疾病的 PGD 中,性染色体隐性遗传性疾病的诊断结果包括:正常、携带者和致病胚胎 3 种,由于携带者胚胎均为女胚,其将来面临着与母亲相同的生育风险,当没有正常胚胎可移植时需特别向患者交代相关的风险后签署知情同意书才能进行移植。

(5)在染色体易位 PGD 中,选择移植胚胎的顺序为完全正常及易位携带者。

(6)如果仅有嵌合型胚胎可供移植,需根据检测人员的意见与患者签字知情同意后方可移植。嵌合型胚胎移植的选择原则上需根据胚胎植入前遗传学诊断国际协会(preimplantation genetic diagnosis international society,PGDIS)指南,任何情况下都应该优先移植整倍体胚胎,只有当没有整倍体胚胎时才考虑移植嵌合体胚胎。当考虑移植嵌合体胚胎时,需要和患者告知和讨论以下问题:①是否再进行一次取卵周期增加获得整倍体胚胎的可能。②选择移植遗传风险较低的胚胎。③需要进行密切的产前诊断。

8. 特殊病例的胚胎选择方法 需要根据疾病种类进行选择,并让患者知情。

【术后监测】

卵巢过度刺激风险的增加:PGD 周期由于需要获得更多的卵子和胚胎以进行诊断,临床医师在进行 PGD 周期的促排卵时,通常会有意识地增加促排卵药物剂量,往往增加了卵巢过度刺激的风险,尽管目前 PGD 周期均采用胚胎全冻的策略,避免了迟发型卵巢过度刺激的发生,但对于早发型卵巢过度刺激的发生仍需警惕,可参照常规 OHSS 的防治进行处理(详见第四章第一节)。

1. PGD 妊娠周期的处理 PGD 周期的妊娠率与女方的年龄和进行 PGD 的适应证相关。既往主要的活检方法为卵裂胚活检,由于胚胎活检减少了卵裂球的数目,在胚胎移植后 14 天验孕时,PGD 周期的血清 β-HCG 值会稍低于常规 IVF/ICSI 周期,但随后 β-HCG 会追赶上来,因此临床医师可动态观察 PGD 周期的 β-HCG 值。如果验孕日 β-HCG 值较低,可采用黄体酮进行黄体支持,3 天后复查 β-HCG 值以决定是否继续进行黄体支持。近年来,随着囊胚活检的普及,目前大多数 PGD 中心采用囊胚活检的方法,该活检方法的患者往往血清 β-HCG 值与 IVF/ICSI 周期相似。PGD 妊娠周期的其他临床处理同常规 IVF/ICSI 的患者。

2. 产前诊断 患者通过 PGD 技术获得妊娠后必须适时进行介入性产前诊断以进一步

确诊,避免误诊导致异常子代的出生,产前诊断方式包括:绒毛活检($11\sim13^{+6}$周),羊水穿刺($17\sim23^{+6}$周),脐带穿刺(≥24周)。

3. PGD 的随访制度　对通过 PGD 技术妊娠的孕妇需加强孕期监测,定期追踪了解胎儿发育情况,强烈建议孕妇在妊娠约 4 个月行产前诊断并记录结果,若产前诊断的结果与实验室检测结果不相符需追查原因。胎儿分娩后追踪有无新生儿畸形,必要时抽取脐血行新生儿染色体或基因型诊断。

(1)实施胚胎植入前遗传学诊断技术助孕需要严格执行随访制度,随访率必须达到 100%。

(2)随访内容:包括胚胎移植后妊娠的情况、产前诊断的结果、产科情况、妊娠结局、胎儿或新生儿的表型等情况以及遗传学诊断和其他的临床诊断。

(3)随访须由专人负责。

(4)患者临床妊娠后,随访者需提醒患者进行产前诊断。

(5)随访者需追踪患者的产前诊断结果,并建议患者进行遗传咨询,将随访结果提交给负责该患者的临床医师和临床遗传咨询医师进行处理,并向患者反馈处理建议。

(6)PGT 随访人员需定期报告已出生婴儿的性别,由专人对其所对应 PGT 家系的胚胎移植顺序进行再次核实。

(7)每次随访内容须详细记录成册。

【注意事项】

PGD 的难点在于可供检测的遗传物质极少,可供检测的时间有限,因此检测方法的敏感性和可靠性非常重要。而胚胎自身的染色体嵌合型对诊断准确性也有一定的影响。目前 PGD 的诊断技术仍有误诊的风险,其主要原因包括 PGD 扩增技术存在的问题(如单细胞 PCR 扩增效率较常规 PCR 低效率、ADO 的发生率高、WGA 及其衍生技术带来的偏移等)、外源性 DNA 的污染风险和胚胎染色体嵌合现象等,因此患者通过 PGD 技术获得妊娠后必须适时进行介入性产前诊断以进一步确诊,避免误诊导致异常子代的出生。

第七节　卵 子 赠 送

【赠卵者条件】

1. 赠卵是一种人道主义行为,捐赠是无偿的,禁止任何组织和个人以任何形式募集赠卵者进行商业化的赠卵行为。赠卵者来自中国内地,赠卵者年龄为 20~35 岁。

2. 赠卵者必须行相关健康检查,身体健康且无遗传病病史和遗传病家族史,传染病阴性,染色体正常,无染色体疾病、单基因遗传病及多基因遗传病,无反复流产史、畸胎瘤史及子宫内膜异位症等有遗传倾向的病史。

3. 赠卵只限于人类辅助生殖治疗周期中剩余的卵子。

4. 为保护赠卵者利益,赠卵者周期成熟卵子,建议在保证 15 枚自用前提下,超出的卵子进行捐赠。

5. 赠卵的临床随访率必须达 100%。

6. 赠卵者个人性生活史必须明确,以便排除 HIV、性传播疾病(sexually transmitted disease,STD)或其他可能的染毒高风险的赠卵者。

7. 赠卵者未患有可导致后代发生多因素来源的严重畸形(如脊柱裂、唇裂/腭裂、先天性心脏病等)疾病。

8. 没有任何具有明确遗传倾向的疾病,如糖尿病、动脉硬化和一些癌症(乳腺癌、卵巢癌、前列腺癌、克罗恩病)。

9. 赠卵者对所赠卵子的用途、权利和义务应完全知情并签署知情同意书。

【受卵者适应证】

1. 丧失产生卵子的能力(高促性腺素性性腺功能减退症、高龄、卵巢储备功能减退女性等)。

2. 女方是严重的遗传性疾病携带者或患者。

3. 具有明显的影响卵子数量和质量的因素。

【禁忌证】

1. 男女任何一方患有严重的精神疾患、泌尿生殖系统急性感染、性传播疾病。

2. 男方患有《中华人民共和国母婴保健法》规定的不宜生育的、目前无法进行胚胎植入前遗传学检测的遗传性疾病。

3. 任何一方具有吸毒等严重不良嗜好。

4. 任何一方接触致畸量的射线、毒物、药品并处于作用期。

5. 女方子宫不具备妊娠功能或严重躯体疾病不能承受妊娠。

【术前准备】

1. **赠卵者健康评估**

(1)年龄为 20~35 岁。

(2)记录既往病史、个人生活史和性传播疾病史。

1)既往病史:赠卵者不能有全身性疾病和严重器质性疾患,如心脏病、糖尿病、肺结核、肝脏病、泌尿生殖系统疾病、血液系统疾病、高血压、精神病和麻风病等。

2)个人生活史:赠卵者应无长期接触放射线和有毒、有害物质等情况,没有吸毒、酗酒、嗜烟等不良嗜好和同性恋史、冶游史。

3)性传播疾病史:询问赠卵者性传播疾病史和过去 6 个月性伴侣情况,是否有多个性伴侣,排除性传播疾病(包括艾滋病)的高危人群。赠卵者应没有性传播疾病史,如淋病、梅毒、尖锐湿疣、传染性软疣、生殖器疱疹、艾滋病、乙型及丙型肝炎,并排除性伴侣的性传播疾病、阴道滴虫病等疾患。

(3)家系调查,不应有遗传病病史和遗传病家族史。

(4)体格检查

1)一般体格检查:赠卵者必须身体健康,无畸形体征,心、肺、肝、脾等检查均无异常,同时应注意四肢有无多次静脉注射的痕迹。

2)生殖系统检查:生殖系统发育良好,盆骨检查无异常、无畸形、无感染等疾患。

(5)实验室检查

1)全血细胞计数、Rh 因子和 ABO 血型及凝血检查。

2)尿常规。

3)肝功能、肾功能、甲状腺功能、血糖等正常。

4)宫颈涂片正常。

5)性激素水平正常。

6)染色体检查正常:赠卵者染色体常规核型分析必须正常,排除染色体异常的供者。

7)乙肝及丙肝等检查正常,传染性海绵状脑病(transmissible spongiform encephalopathy,TSE)、克-雅病(Creutzfeldt-Jakob disease,CJD)检查正常。

8)梅毒、淋病、艾滋病、沙眼衣原体、风疹和水痘等与移植相关的传染病检查阴性。

9)巨细胞病毒、风疹病毒、单纯疱疹病毒和弓形虫等检查阴性。

10)6个月后须复查HIV抗体。

(6)评估个人的捐赠能力,在控制性卵巢刺激过程中风险的评估,评估有无血栓栓塞史、雌激素依赖性肿瘤、近期盆腔炎等。

(7)赠卵者及其伴侣接受合格心理健康专家的心理评估和咨询。

2. 受卵者的筛查　为确保夫妇及其将来后代的体格和社会心理健康,必须对预期的受卵者进行全面的检查。

(1)受卵者胚胎移植时年龄不应过大。

(2)采集详细的医学病史并进行全面的体格检查。

(3)生化检查和传染性疾病的筛查、胸部X射线、心电图等。

(4)如果发现有心肺损害的病史或体征,需要咨询心血管专家,如果发现高血压、糖尿病和其他医学状况,建议临床医师咨询围产专家,更好地明确与妊娠有关的危险和结局。

(5)接受赠卵形成的胚胎必须冻存6个月以上,赠卵者接受HIV的复查后才能移植。

(6)身体和心理的健康评估并保证充分知情。

3. 受卵者配偶的检查

(1)精液分析。

(2)血型和Rh因子。

(3)生化检查和梅毒、乙肝、丙肝、HIV等传染性疾病的筛查。

(4)适当的遗传学筛查。

(5)心理咨询和知情同意。

4. 术者准备　向患者交代手术的成功率及可能发生的并发症,签署手术知情同意书,保证患者知情同意、知情选择的自愿权利。

【操作程序】

1. 赠卵患者流程

(1)患者在取卵后,全部符合条件者,工作人员与患者夫妻双方沟通,夫妻双方本着完全自愿的原则,作出决定是否捐赠卵子。如同意捐赠,夫妻双方签署"自愿赠卵知情同意书""赠卵者健康与遗传调查表"。工作人员填写"赠卵者体貌特征及例行检查项目",供受卵者选择。

(2)可给予捐赠者必要的误工、交通和医疗补助。

2. 受卵患者流程

(1)门诊就诊制订治疗方案。

(2)建立病例后,男方将精液冻存至医院中心以便受卵日备用。冻精日,进行卵子预约登记。登记后,等待工作人员电话通知预交费用。

(3)受卵日,手术室工作人员电话通知患者就诊。签署"赠卵者体貌特征及例行检查项目"和"自愿接受卵子赠送知情同意书",缴纳受精费、胚胎培养费等试管婴儿相关费用。

(4)新鲜卵子体外受精后所获得的胚胎冷冻保存6个月后,再次对赠卵者进行HIV等传染病检查,阴性后通知受卵者进行冻融胚胎移植,若复查阳性则不能移植,需将胚胎废弃。

【黄体支持】

1. **赠卵者** 取卵后当日开始用黄体支持。

2. **受卵者**

(1)黄体酮:从移植前开始肌内注射、阴道给药或口服黄体酮,至胚胎移植后14天查血β-HCG显示妊娠,继续应用黄体支持至移植后4~6周行早孕期超声检查,确定宫内妊娠后可考虑逐步减量至妊娠10~12周停止黄体支持。

(2)HCG:可用HCG进行黄体支持,2 000U/次,移植前开始每3天肌内注射1次,共3次。

(3)天然雌激素:自然周期排卵前雌激素水平较低可适量补充天然雌激素1~2mg/d。

【术后监测】

1. **赠卵者** 同第四章第一节控制性卵巢刺激、第四章第二节超声引导下经阴道穿刺取卵"术后监测"部分。

继续密切观察赠卵者,注意有无腹痛、腹胀、阴道出血、发热等症状的出现,注意防治各种并发症,包括卵巢过度刺激综合征、感染、流产、多胎妊娠及异位妊娠等,一旦疑诊应及时按有关原则处理。

2. **受卵者** 同第四章第四节常规体外受精与胚胎移植"术后监测"部分。

(1)在胚胎移植后的第14天,留受卵者晨尿查HCG以判断是否妊娠,或者于胚胎移植后的第14天、第18天查血清HCG水平及上升情况以判断妊娠。

(2)妊娠检测阳性者继续黄体支持到约3周行B超检查以确定临床妊娠。

(3)胚胎移植术后妊娠者视为高危妊娠,孕产期应适当休息,加强产检,及时做出相应处理,临产时如合并产科疾病可适当放宽剖宫产指征。

【注意事项】

1. 在知情同意书中应让卵子捐赠者明确,控制性卵巢刺激的副作用以及所具有的风险。

2. 赠卵者、受卵者以及他们的配偶应该达成对后代相关的权利和义务的书面记录。

3. 知情同意书中未涉及的其他法律问题,可建议受卵夫妇和赠卵者进行法律咨询。

4. 签署保密协议。

5. 实施赠卵程序过程中,赠卵者应如实告知任何自身健康和风险因素的改变。

6. 应当在赠卵者对所赠卵子的用途、自身权利和义务完全知情的基础上进行。

7. 对赠卵者应该参照供精者筛选的程序和标准进行相关的健康检查及管理。

8. 对实施赠卵技术而获得的胚胎必须进行冷冻,对赠卵者应在6个月后进行艾滋病抗体和其他相关疾病的检查,获得确定安全的结果后方可解冻相关胚胎。

9. 对接受赠卵的患者要依据病情和就诊时间进行排队。

10. 严禁任何形式的商业化赠卵和赠卵行为,但受者可以给捐赠者必要的误工、交通和医疗补助。

11. 未经审批,禁止任何机构实施赠卵技术。实施卵子捐赠的生殖中心需具备成熟的卵子玻璃化冻融技术。

12. 赠卵完全是自愿行为,以帮助需要卵子的夫妇。捐赠是无偿的,任何组织和个人不得以任何形式募集赠卵者进行商业化的赠卵行为;但对赠卵过程中的费用进行合理的补偿是允许的。

13. 有义务并同意在决定捐赠卵子之前进行必要的健康检查。

14. 供受双方都要充分知情,遵守自愿、互盲、保密的原则。同意遵守赠者和受者,赠者和后代互盲的原则。

15. 为防止后代近亲通婚,赠卵者有义务接受该中心对妊娠情况及出生后代的随访。必须进行赠卵的临床随访和子代的婚前排查。

16. 执行或筛选捐赠卵子的所有操作员、实验室人员等相关人员不得作为捐赠者。

17. 所有赠、受双方资料应备份,并永久保存。

18. 遵守国家相关法规和技术规范,如不得为单身女性提供赠卵助孕技术服务。

19. 尊重赠受双方的隐私。

【并发症及处理】

同第四章第一节控制性卵巢刺激、第四章第二节超声引导下经阴道穿刺取卵、第四节常规体外受精与胚胎移植"并发症及处理"部分。

凝血功能异常:通过体外受精胚胎移植术受孕的妇女发生静脉血栓栓塞的风险是自然受孕妇女的 10 倍。控制性卵巢刺激过程中,应用促排卵药物,内、外源性血人绒毛膜促性腺激素以及雌、孕激素水平升高,导致凝血及纤维蛋白溶解系统失衡,可表现为血栓前状态(prothrombotic state,PTS),增加不良妊娠结局风险,严重时形成血栓危及母儿生命安全。处理如下:

1. 预防卵巢过度刺激综合征,避免多胎妊娠。OHSS 的预防可分为一级预防(制订个体化 COS 方案)与二级预防(COS 后的预防)。

2. 谨慎对待控制性卵巢刺激后黄体支持。

3. 注重凝血功能监测。凝血功能监测指标包括:D-二聚体、凝血酶原时间(prothrombin time,PT)、活化部分凝血活酶时间(activated partial thromboplastin time,APTT)、凝血酶时间(thrombin time,TT)、抗狼疮抗凝因子、抗心磷脂抗体及纤维蛋白原。

第八节　卵子体外成熟

【定义】

未成熟卵母细胞的体外成熟(in vitro maturation,IVM)培养技术是模拟体内卵母细胞成熟环境,从未经药物刺激或低剂量药物刺激的卵巢直接获取未成熟生殖泡期(germinal vesicle,GV)卵母细胞,体外培养成熟为 M Ⅱ 期后用于 IVF-ET。自 1991 年人类 IVM 系统成功应用于临床以来,IVM 已经成为 PCOS、卵巢反应不良和反复胚胎质量不良妇女不孕症治疗的方法之一,同时也是女性生育力保存的重要手段之一。但是,至今为止人类 IVM 妊娠率较 IVF 仍然明显偏低,IVM 培养技术仍有大量待完善之处,仍有众多问题待解答。

【适应证】

1. **多囊卵巢综合征**　PCOS 异常的内分泌和卵巢增多的窦状卵泡,使她们对外源性促性腺激素刺激异常敏感,控制性卵巢刺激过程中极易发生卵母细胞成熟过多,诱发 OHSS,引起严重后果,甚至包括血栓栓塞、瘫痪及死亡。因此,对 PCOS 患者可采用低剂量药物促排卵,不用或降低 HCG 量,获取不成熟卵母细胞,经 IVM 获得妊娠,以避免 OHSS 的发生风险,以及降低血栓发生的风险。

2. 促性腺激素抵抗综合征　促性腺激素抵抗综合征(gonadotrophin-resistant ovary syndrome,GROS)是一种罕见而复杂的临床表现,传统的体外受精无法产生多个成熟的卵母细胞用于经阴道卵母细胞抽吸,在历史上,成功的活产是通过使用赠卵实现的。近年来,IVM作为一种合适的替代治疗方法出现在有希望的病例报道中,为此类患者实现健康的活产,Grynberg M 等人报道使用 IVM 技术成功治疗 1 例卵巢 FSH 抵抗的患者受孕。Li Y 等人的研究认为利用自身的卵母细胞进行 IVM 治疗可能是治疗卵巢功能抵抗综合征(resistant ovary syndrome,ROS)的不孕妇女的一种有效方法。Flageole C 报道一位 31 岁女性患者,基因检测发现两种 FSHR 变异的复合杂合子,分别为已知的病理变异 I160T 和以前未报道过的变异 N558H,通过 IVM 技术该女性成功受孕并足月分娩一男婴,因此推荐 IVM 作为 GROS 患者的一线治疗方案。

3. 高卵巢过度刺激风险　临床上对于一些卵巢刺激发生高风险的患者,如 PCOS、卵巢高储备、身材瘦小、对卵巢刺激药物高度敏感、有 OHSS 病史的患者,IVM 可以减少卵巢刺激药物的用量,缩短卵巢刺激的时间,甚至可以在自然周期下取卵,获取未成熟卵后进行体外培养至成熟、受精,最后进行胚胎移植。在接受辅助生殖技术治疗的 AFC 高的妇女中,IVM 与 IVF 相比是一种有效的选择,同时它消除了卵巢过度刺激综合征的风险。在 AFC 高的不孕妇女中,IVM 是一种可行的替代标准体外受精的方法,可以显著降低 OHSS,对患者更友好、更经济。因此 IVM 技术可以很大程度上降低高危人群 OHSS 的发生风险,保证 OHSS 高风险患者治疗的安全性。

4. IVF 中小卵泡未成熟卵　在常规卵巢刺激过程中我们经常会从中小卵泡中获得一些未成熟的卵母细胞,这些卵母细胞通常会被丢弃造成巨大浪费。通过 IVM 技术可以将这些未成熟的卵母细胞体外培养至成熟后再利用,可以有效地利用卵巢刺激获得卵母细胞。

5. 卵巢组织生育力保存　随着医学技术的不断进步,许多肿瘤患者的生存率大大提高,但是肿瘤治疗过程的一些药物、放疗、化疗不可避免地会对患者的卵巢功能造成破坏,因此一些年轻的肿瘤患者有强烈的保存生育力的愿望。当癌症治疗的时间是一个限制因素,IVM 治疗可以立即开始,从而避免需要延迟化疗/放疗或手术。卵巢组织冷冻是生育力保存的重要手段,但是卵巢组织切片过程中可能会获得一些未成熟卵母细胞,这些卵母细胞就可以通过 IVM 技术培养至成熟后再进行保存,若患者已有配偶则可以受精形成胚胎后再冷冻保存。

6. 卵母细胞成熟障碍及胚胎发育异常　在临床上有少部分患者反复出现卵母细胞成熟障碍或者胚胎发育障碍,最终导致无可利用胚胎。目前对于卵母细胞成熟障碍的机制认识还不完全清楚,有些可能是卵母细胞本身的基因异常所致,有些可能是卵母细胞内部代谢或调控机制发生紊乱,这部分患者一直是临床治疗的难点。IVM 技术为这些患者提供了一种解决的方案,通过 IVM 技术获取未成熟卵体外培养改变了卵母细胞的生长环境,同时培养过程中也会添加一些促进卵母细胞成熟的因子如 FSH、LH 等,促使那些卵母细胞成熟障碍患者的卵母细胞发育成熟,最终获得临床妊娠。

【禁忌证】

1. 患者及其配偶任何一方患有严重的精神疾病、泌尿生殖系统急性传染病和性传播疾病。

2. 患有《中华人民共和国母婴保健法》规定的不宜生育的疾病。

3. 患者及其配偶任何一方具有吸毒等严重不良嗜好。

4. 患者及其配偶任何一方接触致畸量的射线、毒物、药品并处于作用期。

5. 患者子宫不具备妊娠功能或患有严重的躯体疾病不能承受妊娠（如严重的心、肺、肝、肾疾病等）。

【取卵前准备】

1. 月经周期第 1~3 天行基础超声检查，检查内容包括：卵巢体积、卵巢基质血流速度、窦状卵泡数量、卵泡大小及卵巢或子宫的其他改变。其中窦状卵泡数量、卵巢体积以及卵巢基质最大血流速度都可用于可获取卵母细胞数量的预测，窦状卵泡数量最具预测价值。月经周期的 6~8 天后，行第二次 B 超检查，并对上述所有的参数再次进行检测。

2. IVM 实验室准备详见第五章第二节。

3. 手术室护士接患者进入手术室，手术医师再次翻阅病例，了解 HCG 日患者双侧卵泡数、雌孕激素值、是否合并输卵管积水、内膜情况、是否移植，注意既往周期取卵情况，如有提前排卵、多次未获卵、卵不成熟或成熟率低的情况，适当调整手术取卵时间，必要时等性激素结果后决定取卵时间，再次核对手术适应证及是否存在禁忌证，是否签署手术知情同意书等。

4. 患者进入手术室后，协助患者摆放膀胱截石位，接监护仪监测生命体征。

5. 护士询问患者饮食情况（最后一次进食、进饮时间），是否排尿。

6. 护士核对患者身份信息，注意患者既往周期数、外院体外受精方式（IVF/ICS1）。

7. 再次复查 B 超确定卵泡情况。

8. 医师与患者交流、安慰；告知手术护士及麻醉医师准备手术，手术医师洗手消毒。

【操作程序】

1. 铺巾，摆好取卵器具（从培养室传递窗取一管生理盐水套好阴道探头、摆管、接针等），用磷酸缓冲液（phosphate buffer saline，PBS）冲洗取卵针，嘱患者尽量放松，阴道窥阴检查（要求全麻的患者在麻醉后再行阴道窥阴检查），用棉纱块擦净阴道穹窿及阴道部。

2. 检查取卵手术上的恒温试管架，温度是否达到标准（37~37.2℃）。穿刺针是否通畅，负压是否合适。

3. 将阴道探头放入阴道内，调节 B 超参数（放大倍数、增益强弱、打开穿刺线），在穹窿部分别探测子宫内膜、双侧卵巢及成熟卵泡，设计合适的穿刺路线，使其稳定在阴道穹窿与卵巢的最近距离上，并避开膀胱、肠道、子宫肌层、宫颈等组织器官及宫旁血管丛。如避开膀胱、子宫有困难者，可由手术护士帮助轻压腹部，适当改变卵巢位置后查看是否有所改善。术中无法避开膀胱、子宫者尽量选择最短路径，避开血管，并详细记录穿刺情况，穿过子宫者需详细记录是否穿过内膜等。

4. 16~19G 或 17G 等型号取卵针沿穿刺线穿刺，从最靠近阴道壁的卵泡开始，由近及远，顺次穿刺位于穿刺导线上的所有卵泡。抽吸干净每个卵泡的卵泡液，待一侧卵巢内所有可见卵泡吸尽后退出穿刺针，同法再穿刺对侧卵巢，尽可能减少穿刺针进出阴道壁的次数。穿刺针应沿卵泡最大径线刺入卵泡，并保持在卵泡的中央，卵泡壁围绕针尖塌陷，确认已抽吸尽卵泡后再穿刺另一个卵泡，沿长轴方向转动穿刺针有利于卵泡液的排空。

5. 如卵泡数量少（<5 个）或取卵数量与穿刺卵泡数不符合，可及时冲卵泡腔，收集的冲洗液及时送实验室拾卵。

6. 一侧卵巢取卵结束时冲洗穿刺针，以免卵子残留在穿刺针内；最后穿刺囊肿或附件区积液，换新管接囊液或积液并送检。

7. 穿刺结束时,将穿刺针退至体外,再次以 PBS 冲洗取卵针,常规扫查盆腔,检查有无可能的卵巢内出血或卵巢旁出血区形成,必要时可加用止血药物。

8. 缓慢退出阴道探头,上窥阴器,观察阴道壁或宫颈有无活动性出血(可给予棉纱布加力按压,或者在出血点粘贴明胶海绵),再次擦拭宫颈及阴道后无血染后退出窥阴器。

【术后监测】

术后监测患者体温、血压、呼吸、脉搏、心率的变化情况。怀疑有出血的患者,检测其血红蛋白变化情况。

【注意事项】

1. 手术过程中要注意患者一般情况,监测生命体征,如血压、呼吸、脉搏及患者意识状态等。

2. 及时与实验室交流,注意抽吸过程中的捡卵数与抽吸卵泡数是否一致。

3. 手术过程中手术医师和护士注意观察负压及恒温架的稳定性。

4. 每次抽吸出异常液体如巧克力囊肿、输卵管积水后,注意更换试管、冲洗取卵针。

5. 手术者应熟悉盆腔解剖及超声显像图特征,切勿将盆腔血管横断面误以为卵泡结构。

6. 穿刺时不宜反复进针。穿刺前 B 超下设计好进针路径尽量减少进针次数。

第九节 冻融胚胎移植

【概述】

冻融胚胎移植(frozen-thawed embryo transfer,FET)是辅助生殖技术的重要衍生技术,它有助于提高单个取卵周期的胚胎利用率和累积妊娠率,节省患者的治疗费用,降低卵巢过度刺激综合征的发生率,并在生育力保存中发挥重要作用。

【适应证】

1. 保存 IVF 周期中多余的可利用胚胎。

2. 有发生 OHSS 高风险者,实施全胚冷冻,留待以后再行复苏移植。

3. 胚胎移植时发生插管入宫腔困难者。

4. PGT 后需要等待检查结果者。

5. 接受赠卵者所形成的胚胎。

6. 高孕酮状态下促排卵方案、黄体期促排卵等方案所形成的胚胎。

7. IVF 周期中因患者子宫内膜生长不佳不适合移植者。

8. 移植前患者出现感染发热、严重腹泻或咳嗽等内外科合并症。

9. 对于有可能丧失卵巢功能但有生育要求的患者(如要接受化学治疗、放射线治疗或附件切除手术等),也可选择冷冻胚胎来保存其生育能力。

【禁忌证】

同 IVF-ET 的禁忌证。

【术前准备】

冻融胚胎移植前临床医师需要进行子宫内膜的准备。现有的 FET 子宫内膜准备方案主要有自然周期方案、促排卵周期方案、激素替代周期方案(hormone replace treatment,HRT)以及降调节联合激素替代周期方案。

1. 自然周期方案 适用于平素月经周期规律、自然周期监测有排卵者。根据患者既往的月经周期,在月经周期第 8~12 天开始 B 超监测卵泡和子宫内膜生长情况,同时检测血黄体生成激素、雌二醇及孕酮水平。若子宫内膜厚度<7mm,可酌情添加戊酸雌二醇 1~4mg/d。当优势卵泡≤14mm 时,隔日监测;当优势卵泡≥15mm,每日监测。B 超监测至排卵,排卵后行黄体支持,并于排卵后 3 天行第 3 天卵裂期胚胎移植或排卵后 5 天行囊胚移植。

2. **激素替代周期方案**　适用于所有 FET 患者,尤其是月经不规则及子宫内膜过薄者。于月经周期或撤退性出血的第 1~3 天起使用戊酸雌二醇片(1mg/片)或 17β-微粒化雌二醇进行激素替代治疗。用药剂量依据既往患者子宫内膜生长情况、有无宫腔粘连病史及对药物反应性等调整,一般建议每日用药剂量最好不超过 10mg。用药方法可采用剂量递增或固定方案。定期 B 超监测子宫内膜生长情况,若子宫内膜厚度≥7mm 或所能达到的最大厚度时,使用孕激素(黄体酮注射液、阴道用黄体酮凝胶、地屈孕酮等)进行内膜转化。内膜转化后第 4 天移植第 3 天胚胎或第 6 天移植囊胚。

3. **促排卵周期方案**　适用于月经不规律、排卵障碍或既往人工周期中对外源性雌激素反应较差的患者。可采用来曲唑、促性腺激素等进行卵巢刺激(具体用药方案见第三章第一节)。促排卵过程中进行监测,若优势卵泡直径≥18mm、血 E_2≥150~200pg/ml,注射尿源性 HCG 10 000U 或重组 HCG 250μg 诱导排卵。于排卵后 3 天行第 3 天胚胎移植或排卵后 5 天行囊胚移植。同时行黄体支持。

4. **降调节联合激素替代周期方案**　适用于患子宫腺肌病、子宫内膜异位症、子宫肌瘤、多囊卵巢综合征、反复种植失败的患者。常用方案如下:于月经周期的第 2~3 天,注射长效 GnRH-a 3.75mg(必要时每间隔 28 天再次注射 1~5 次)。在最后一次注射长效 GnRH-a 后的 28 天,给予外源性雌激素(用药方案同激素替代周期方案)促进子宫内膜生长。

【注意事项】

对于月经周期规律的患者,采用自然周期方案进行子宫内膜准备避免了使用外源性雌激素,子宫内膜生长较符合自然生理状态,不影响患者自身的月经周期,后期黄体支持用药量相对较低,这些均是其优势。但自然周期方案并不适合于月经不规则、排卵障碍、卵巢储备低下的妇女。而在有规律月经周期的妇女中,也有 5% 的周期因无优势卵泡发育或提前排卵而被迫取消 FET;此外,为监测自然周期的 LH 峰和排卵,可能需要反复进行激素测定和 B 超监测,在不便于随访或依从性差的患者中的应用受到限制。

激素替代周期方案因其能够很好地考虑患者的卵巢功能,以及在时间和进度的安排上比较便利,也同样广泛运用于 FET 的内膜准备中。激素替代周期因患者自身没有黄体形成,后期黄体支持用药量大,虽然阴道给药或者皮肤贴药可以减轻患者注射的疼痛,但仍可能给患者带来不便。

总之,针对患者的个体情况,临床上可选择不同的子宫内膜准备方案,目的是为胚胎种植提供容受性高的子宫内膜。

第十节　冻融卵子体外受精胚胎移植

【概述】

1986 年世界首例冻融卵子婴儿诞生以来,冻融卵子的体外受精与胚胎移植技术已获得长足的发展。卵子冷冻及复苏技术是人类辅助生殖技术中的重要一环,也是女性生育力保存的重要方式。2013 年美国生殖医学会发布指南指出:卵子冷冻技术可以应用于临床治疗。

由于卵子结构的特殊性,其冻融技术难度高于卵裂期及囊胚期的胚胎。近年来经过调整冷冻试剂配方及在冻融卵子中采用卵细胞质内单精子注射技术等,冻融卵子的临床结局逐步改善。卵子冷冻方法有两种:慢速冷冻法和玻璃化冷冻法。玻璃化冷冻的结局显著好于慢速冷冻法。

【适应证】

冻融卵子体外受精胚胎移植限于医学指证的患者。

【禁忌证】

1. 禁止商业目的的冻融卵子体外受精胚胎移植。

2. 其余同 IVF 的禁忌证。

【术前准备】

冻融卵子体外受精胚胎移植的临床准备主要是患者的子宫内膜准备,其具体处置方案同冻融胚胎移植。

【注意事项】

冻融卵子体外受精胚胎移植的安全性:为获取冷冻的卵子需要进行控制性卵巢刺激,其相关并发症包括:卵巢过度刺激综合征、卵巢扭转、出血等(具体见第四章第一节)。

第十一节　囊 胚 培 养

【概述】

人类胚胎发育至第 5~6 天,胚胎在中央区域逐渐形成一个空腔而形成囊胚。囊胚中细胞开始出现分化:聚集在胚胎一侧、个体较大的细胞,称为内细胞团,将来发育成胎儿的各种组织;而沿透明带内壁扩展和排列的个体较小的细胞,称为滋养层细胞,将来发育成胚胎外结构。将受精卵自卵裂期胚胎培养至囊胚的过程即为"囊胚培养"。

随着序贯培养液的商品化和胚胎培养技术的日益成熟,囊胚培养的技术困难已逐渐克服,选择 5~6 天的囊胚进行移植,已成为许多中心的选择。目前的挑战是与卵裂期胚胎移植相比,能否确定囊胚移植可增加健康婴儿出生的概率。

一、囊胚期移植的优势

(一)更符合生理

生理状态下,人类胚胎是在输卵管内发育至第 5~6 天成为桑葚胚或囊胚才进入子宫。卵裂期移植使胚胎过早地进入子宫,此时子宫内膜的发育尚未达到接受胚胎着床的时相,胚胎需要在宫腔内继续发育 2~3 天才开始着床,而此时宫腔的环境与输卵管环境并不相同,可能并不适合早期胚胎的发育。另外,超促排卵后的宫腔环境与自然状态的环境亦不完全相同,也可能不利于胚胎的发育,缩短胚胎在着床前暴露于此种环境显然有益。

(二)有机会选择高发育潜能的胚胎

卵裂期胚胎基因组尚未开始转录,此时难以在众多胚胎中选择高发育潜能的胚胎。尽管卵裂期胚胎形态学评分一定程度上反映了胚胎的质量,但这个阶段的胚胎发育主要靠卵子本身储存的营养物质,胚胎形态更多地取决于卵子质量,胚胎自身的基因组尚未活化,对胚胎发育潜能的预测有限。当胚胎的基因组开始转录并发育成囊胚时,才能更好地与发育潜能低下的胚胎加以区别。

(三)可能有利于减少移植胚胎数量

由于依赖胚胎形态学评分所选择的"可移植"卵裂期胚胎仍有相当比例并不具备着床及后续生长潜能,为提高临床妊娠率,多数中心会选择 2~3 枚胚胎移植,导致多胎率较自然妊娠明显升高,从而引起数倍的妊娠期并发症及新生儿缺陷发生率。囊胚培养后通过实验室评估,选择更有发育潜能的胚胎进行选择性单囊胚移植,既能保证良好的妊娠率,又能大幅度地降低多胎妊娠率,避免相关风险。

(四)自然淘汰遗传异常的胚胎

通过自然选择,染色体或基因组异常胚胎可能在囊胚培养中停止发育而自然淘汰,尽管这种选择并不完全,但囊胚培养后移植仍被部分中心和学者作为反复种植失败的选项。此外,在 PGT 中将胚胎培养至囊胚阶段再进行活检和诊断,既降低了卵裂期活检的胚胎损伤程度,因淘汰了低发育潜能胚胎,又减少了可供活检的胚胎数目,从而降低了患者的经济成本。

(五)更高的种植率和活产率

相比于卵裂期胚胎,由于囊胚非整倍性率低,并且与子宫环境的同步性好,所以囊胚被认为具有更高的发育潜力,从而导致更高的种植率和活产率。针对预后良好人群的随机试验结果证实,囊胚移植具有更高的种植率以及活产率。

二、囊胚期移植的不足

(一)无可移植胚胎可能

部分患者,特别是获卵数少、预后不良的个体,囊胚培养存在全部胚胎发育停滞、无可移植胚胎风险。

(二)增加体外培养时间

由于囊胚移植需要胚胎体外培养 5~6 天,由于体外环境与体内环境的差异,可能会增加胎儿以及新生儿的安全风险。

三、囊胚培养的临床策略

结合 2018 年 ASRM 的囊胚培养观点,以下囊胚培养的临床策略可供参考:

1. 预后良好的患者(年龄≤38~40 岁,卵巢储备功能好,获卵数≥8~10 枚,卵裂期高评分胚胎数≥4~6 枚),囊胚培养可提高活产率。

2. 鉴于囊胚的高种植率,建议选择性单囊胚移植以最大限度地减少多胎妊娠率。

3. 对于胚胎反复种植失败的患者,囊胚培养可以对胚胎进行二次筛选,进而减少因胚胎发育潜能低下导致的失败次数。

4. PGD 患者,建议囊胚培养后再进行胚胎活检,以减少经济成本及胚胎损伤。

5. 与卵裂期胚胎冷冻保存相比,囊胚培养可减少冷冻保存胚胎数。

6. 对于预后不良的患者(高龄、卵巢储备功能差、获卵数少、高评分胚胎数少),囊胚培养并不能增加累计活产率,不建议行囊胚培养。

7. 在体外预测卵裂期胚胎能否培养成囊胚的指标仍有待确定。

总之,证据支持预后良好的患者进行囊胚培养和移植,尽量选择性单囊胚移植以最大限度地降低预后良好患者的孕产期风险。需要研究如何选择合适的胚胎进行囊胚培养以避免患者无可移植胚胎的风险。

第十二节 辅 助 孵 化

【概述】

辅助孵化技术是利用激光、机械或化学方法在胚胎透明带上制造一处缺损或裂隙,有利于胚胎从透明带孵出,增加胚胎着床可能性的一种技术。截至目前,大量研究提示辅助孵化技术有可能改善临床妊娠率,尤其针对预后不良的患者。但关于辅助孵化技术对胚胎移植结局的影响国内外仍存在许多争议。

一、辅助孵化的发展背景

在过去的 40 年中,多项辅助生殖技术蓬勃发展,为广大不孕不育患者带来了福音,然而,尽管近年 IVF/ICSI 的妊娠率得到了很大改善,但胚胎着床率仍徘徊在 30%~40%,停滞不前。

胚胎的发育能力和种植潜能涉及配子的质量及受精后形成胚胎的内在特性,有部分遗传学组成正常、核质发育同步的胚胎因透明带扩张和开放障碍而导致孵化困难,胚胎不能从透明带中孵出而发生胚胎种植失败。ART 过程中配子、胚胎的体外不良因素暴露,会影响胚胎正常生长发育、干扰胚胎正常孵化过程、影响种植率。

人类胚胎被透明带包绕,透明带是一层厚 13~15μm 的非细胞均质性结构。透明带结构和功能的正常是精卵结合和胚胎在植入前正常生长发育的重要保障。透明带通过特异性受体促进精子和卵母细胞的融合,并通过受精后质地改变阻止其他精子进入卵子防止多精受精的发生。以后通过机械包裹作用防止卵母细胞胞质扩散,确保卵子及胚胎结构的完整性及其在输卵管中的安全运送。最后,胚胎发育进入囊胚期,透明带在胚胎和子宫释放的细胞溶解酶的作用下软化变薄,在孵化前透明带局部出现开口,滋养细胞从透明带中孵出,与子宫内膜细胞发生相互作用,最终实现植入过程。1990 年,由 Cohen 等首次提出了辅助孵化(assisted hatching,AH)的概念,即利用激光、机械或化学等方法在胚胎透明带上制造一处缺损或裂隙,人为地破坏透明带的完整性,这一技术被认为有利于胚胎从透明带孵出,提高胚胎着床的成功率。

二、辅助孵化的原理和机制

AH 促进胚胎种植的机制并未完全阐明,一般认为可能和以下几方面因素有关:

1. AH 改善植入前胚胎与内膜的同步性。胚胎在植入窗口期前达到孵化状态,胚胎发育和子宫内膜生长同步,往往可以获得较好的临床结局。AH 后的胚胎可以大大增加胚胎及时完成孵化过程的机会,增加胚胎滋养外胚层细胞与同步发育子宫内膜的接触,增加着床机会。

2. ART 中超促排卵时药物的应用、卵及胚胎体外培养过程或冷冻保存过程可能会增加透明带硬度,AH 有助于克服因透明带增厚变硬而造成的孵出时的机械障碍。

3. AH 有助于促进胚胎内外物质的交换。胚胎进入囊胚期后,胚胎的代谢模式与卵裂期明显不同,与外界物质交换显著增加。尽管大多数分子能够通过透明带,但运输的速度与透明带的厚度和质地相关。AH 后透明带上的人工缺口有助于代谢物或生长因子的双向运输,促进囊胚进一步发育,改善着床。

【适应证】

AH 的临床适应证迄今没有统一标准。已有许多文献报道,无选择性的 AH 对临床妊娠没有任何帮助。研究表明,AH 可能对预后较差患者有效,包括:

1. **基础 FSH 水平升高** 月经第 2 天 FSH>10~15U/L。FSH 基础水平升高提示卵巢功能减退、影响卵母细胞质量,卵子的透明带可能出现异常,需要辅助孵化。

2. **女方年龄≥37 岁** 卵子质量随女方年龄增大而变差,透明带可能会失去正常弹性而变硬,影响胚胎正常孵化过程,高龄与透明带厚度的相关性目前仍无定论。

3. **反复种植失败患者** 在排除子宫内膜、胚胎等明显影响植入的因素后,多个周期移植形态及发育速度正常的胚胎(优质胚胎)出现反复着床失败,再次移植时可做辅助孵化。因为自然孵化失败很可能是导致种植失败的原因之一。

4. **胚胎透明带异常者** 透明带较厚者(≥15μm)或形状不规则,或透明带色深,呈深棕色,均提示透明带异常,可能会导致孵出失败。

5. **冻融胚胎** 胚胎在冷冻过程中,超低温环境可能会引起透明带糖蛋白基质的改变,导致透明带变硬、失去弹性,解冻后导致孵出困难。

6. **胚胎植入前遗传学诊断或筛查** 需要在 AH 后胚胎孵出时获取滋养外胚层细胞用于检测。

【操作程序】

目前常用的辅助孵化的方法包括:机械切割法、化学酸化法、酶消化法和激光辅助孵化。不同辅助孵化方法的效果仍存在争议。Balaban 等对不同方法进行比较,结果显示 4 种方法妊娠率和胚胎种植率相似。也有研究显示,相比激光法,化学法和机械法也可以适度提高临床妊娠率。然而机械法也可能存在一些不利影响,例如卵裂球脱离、囊胚期过早孵化或由于透明带缺乏而存在的潜在风险。Hsieh 等研究显示,相对于化学法,激光法可以显著提高胚胎种植率、妊娠率和分娩率。激光法因显微切割的快速、可控和安全,操作简单,胚胎暴露于体外时间较短,是目前临床 AH 应用中最为普遍的方法,被多数中心应用于临床。

【争议及注意事项】

首先,辅助孵化的安全性值得关注。辅助孵化技术本身对胚胎和卵裂球的损伤可能会造成胚胎存活能力的下降,透明带上的缺损会减少对胚胎的保护作用,增加女性生殖道中的一些有害因素如毒素、微生物及免疫细胞对胚胎的损害。但也有研究通过观察激光孵化 24 小时后胚胎形态和代谢产物的组分,结果显示 AH 技术并不影响胚胎近期质量和代谢能力。辅助孵出对新生儿畸形率的影响目前报道较少,一项小样本临床对照试验结果显示 AH 不增加出生子代的畸形风险。但有多项报道显示 AH 可能会增加多胎妊娠,特别是单卵双胎的风险。对于既往有反复种植失败病史的新鲜周期移植的患者,以及在预后良好的患者的冻胚移植周期中观察到 AH 和多胎妊娠密切相关,值得临床工作者注意,严格把控 AH 指征显得尤其重要。

此外,AH 对临床结局影响的研究多集中在胚胎种植率、临床妊娠率和活产率方面,但结果仍不一致。部分研究报道显示 AH 能显著提高胚胎种植率和临床妊娠率,但对持续妊娠率和活产率没有显著提高,近年来多项 meta 分析研究也显示 AH 并不改善活产率。部分报道认为 AH 仅可以改善预后较差,如女方年龄大、胚胎透明带较厚、反复种植失败夫妇的妊娠结局;而对于预后良好的患者,AH 并没有显著改善妊娠率和胚胎种植率。

目前仍无指南明确指出是否需要应用辅助孵化技术,美国生殖技术协会和美国生殖医学会建议≥38岁的女性或胚胎质量较差的女性在至少2个ART周期失败的基础上选择性应用辅助孵化技术。2017年一项meta分析根据相关的证据推荐对以往有不良妊娠结局的患者以及冻融胚胎移植的患者使用辅助孵化技术以改善临床妊娠结局,但需要告知患者夫妇AH可能不改善活产率,并存在增加多胎,特别是单卵双胎的风险。

第十三节　妊娠的确定与随访

一、妊娠的确定

胚胎移植12~14天后,测尿或血HCG,如尿HCG阳性或血HCG>10mU/ml确定为妊娠。胚胎移植28天后行B超检查,探及孕囊者确定为临床妊娠。

二、妊娠随访人员配备

1. **设立专人专职**　妊娠随访人员应具备丰富的产科和新生儿的临床经验及良好的医患沟通能力,在随访工作开展前,随访专员需制订详尽的妊娠随访工作计划,能够准确全面地判断和收集患者妊娠期间不良事件的发生,提供正确有效的孕期指导和宣教。

2. **明确职责**　妊娠随访专员提供孕期指导,随访不良事件。机构对体外受精与胚胎移植出生随访率应参照相关法规和技术规范,如使用赠卵、供精的临床随访率必须达到100%。

三、妊娠随访方式

1. **电话随访**　是及时性直接交流的随访方式之一,能明显提高随访效率,获得的资料也较准确可靠,通过电话随访,随访人员在与患者通话过程中,要有计划、有目的地进行沟通,以便全面准确地收集有效信息,与此同时帮助患者建立并增强维护自身健康的责任感,随时发现患者存在的问题,及时给予适当的指导。

2. **微信随访**　包括文字、图片、语音留言等属延时性交流方式,增加交流便利性,是电话随访的补充方式。

3. **患者返院随访**　是比上述两种更直接的随访方式,可以和患者进行更好的沟通及疑问解答。

四、妊娠随访内容

具体随访内容见第一章第九节。

五、随访中常见问题

随访时发现电话号码是空号或假号、居住地更换、拒接电话拒绝随访及居住在国外无法联系等。应对措施:

1. 告知患者保密的原则以及配合随访的意义。

2. 登记多个电话号码,除夫妻双方联系方式还需留家人的电话号码。

3. 随访护士尝试其他方式、途径联络,如邮件,或者致电户口所在地户籍管理处和居民委员会等获得相关信息。

第十四节　生育力保存

【概述】

生育力保存是指采用手术、药物或辅助生殖技术等对存在不孕或不育风险的成人或儿童提供帮助,保护其生殖内分泌功能,并希望获得遗传学后代。

一、实 施 原 则

1. 充分地风险评估,详细咨询和知情同意。

2. 根据患者个体情况,坚持多学科合作和多种方法的灵活应用。

3. 保留生育功能的治疗不应产生额外风险,也不应妨碍肿瘤的治疗。

4. 不应在预后极差的患者中开展。

二、适 用 人 群

(一)早发型卵巢功能不全患者

早发型卵巢功能不全(premature ovarian insufficiency,POI)可导致女性不孕,大大降低生育能力,目前发病率已高达1%~3%,严重影响了患者的生活质量。POI患者可通过将卵巢组织冷冻保存,然后适时解冻并体外激活使静止期的卵泡进入发育期然后进行自体移植,从而获得生育力保存。因此,如果年轻患者确诊为POI,且患者有生育要求,可以通过卵巢组织冷冻自体移植或卵子冷冻进行生育力保存。

(二)肿瘤患者

育龄期女性一经诊断患有肿瘤,大多数患者需进行放疗或化疗,但放疗或化疗会造成患者生育能力下降,导致卵巢功能早衰、女性内分泌改变等,因此这类肿瘤患者是生育力保存的主要目标人群。生育力保存的问题在进行放化疗前即应考虑。生育期的女性肿瘤患者,根据疾病治疗的迫切性、治疗方案、患者年龄、婚姻状况等不同情况,生育力保存方案应实现个体化。并且这个过程需要多个学科(包括妇产科、肿瘤科、生殖医学科)以及患者之间密切合作。对于青春期前女性肿瘤患者,由于其尚未建立下丘脑-垂体-卵巢轴功能,如果想要保留生育能力,卵巢组织冷冻是最佳方案。

(三)自身免疫性疾病

严重的自身免疫性疾病,例如系统性红斑狼疮、系统性硬化症、血管炎等,经过免疫抑制药物的治疗,尤其是环磷酰胺,在延长患者生存时间的同时,具有性腺毒性,可导致女性患者POI高发生率、不可逆转的闭经和不孕症。因此,自身免疫性疾病可在治疗前选择超促排卵方案进行卵子冷冻或胚胎冷冻,亦可选择冷冻卵巢组织来进行生育力保存。

三、生育力保存的介入时机

医师应尽早讨论关于疾病本身或者治疗对育龄患者生育力的影响,以及患者在癌症治疗后的生育需求,告知患者生育力保存的措施,并开始生育力保存的相关准备。然而在许多情况下,患者可能已经接受了部分的治疗(手术、化疗等),这不应该成为患者接受生育力保存咨询的禁忌。医务人员应充分评估预后,经患者知情同意下考虑实施生育力保存,并推荐至生殖科进行后续的生育评估和讨论可能的方案及获益。在实施过程中建议区域内应有专业的生育力保存医务小组来实现患者在不同科室间的快速转诊、记录、沟通和追踪。由于不孕的风险是与患者自身情况及治疗方式共同决定的,因此对于肿瘤患者的生育咨询应充分个体化。

四、保 存 方 式

(一) 用于生育保存的药物治疗

已尝试用于生育力保护的药物有:下丘脑促性腺激素释放激素激动剂、高效孕激素、抗雌激素制剂和芳香化酶抑制剂等。GnRH-a 用于生育力保护的理论源自青春期前静息的卵巢组织对生殖腺毒性药物具有更好的耐受性。使用 GnRH-a 暂时抑制下丘脑-垂体-性腺轴,模拟青春期前女性内分泌环境,以期望卵巢免受放化疗损伤。但实际情况是青春期前女性卵巢内绝大部分卵泡为非增殖的始基卵泡,能较好地抵抗放疗和化疗毒性。而进入青春期后始基卵泡的募集是非性激素依赖性的,应用 GnRH-a 造成的低性激素水平并不能抑制卵巢内始基卵泡的自发募集并被放疗和化疗损害,这可能是 GnRH-a 用于生育力保护效果不佳的原因。故 GnRH-a 和其他卵巢抑制手段在保留生育功能治疗方面的确切效果和临床价值尚缺乏足够有效的证据支持,考虑到化疗时联用 GnRH 临床使用简单易行、未对化疗疗效产生影响且存在减轻化疗导致的卵巢损伤的可能作用,建议可作为所有乳腺癌分型、需接受化疗、有意愿保留生育和/或卵巢功能的女性的一种选择,并可以与其他生育力保存方式同时使用。

(二) 用于生育保存的辅助生殖技术

1. 胚胎冷冻保存　胚胎冷冻保存要求患者已有配偶或接受供精,这就有可能带来许多伦理和法律上的问题,例如患者死亡后遗留的孤儿胚胎,以及离异患者的胚胎处置问题等。此外,妇科肿瘤患者接受胚胎冷冻进行生育力保存,需要注意以下 3 个问题:

(1)为获取合适数量的优质胚胎进行冷冻,患者必须接受促排卵治疗,这将导致肿瘤的治疗推迟 10~12 天。

(2)患者必须已完成青春期发育,即已建立成熟的下丘脑-垂体-卵巢轴功能。

(3)对性激素敏感的恶性肿瘤患者,需采用特殊的促排卵方案(如芳香化酶抑制剂方案、拮抗剂方案等)。

2. 卵母细胞冷冻技术　包括未成熟卵母细胞和成熟卵母细胞的冷冻。未成熟卵母细胞的冷冻主要针对卵巢不能刺激和不能推迟治疗的恶性肿瘤患者,可从卵泡期、黄体期以及卵巢组织中收集。但未成熟卵母细胞有较低的体外成熟率及受精率,其妊娠结局亦明显低于成熟卵母细胞冷冻,因此未成熟卵母细胞冷冻目前仍为实验性技术。而在成熟卵母细胞,由于玻璃化冷冻技术的广泛使用及采用卵细胞质内单精子注射完成体外受精,其活产率近十几年得到了较大的提高。成熟卵母细胞冷冻特别适合未有配偶的恶性肿瘤患者。在非肿瘤患者经玻璃化冷冻后的成熟卵母细胞受精率、种植率及活产率,与新鲜卵母细胞相似。

3. 卵巢组织冷冻　指将卵巢组织(目前多为卵巢皮质)行慢速冷冻或玻璃化冷冻,在肿瘤治疗结束后行卵巢组织正位移植、异位移植或体外培养,通过自然受孕或辅助生殖技术来获得子代的生育力保存方法,是目前青春期前儿童或需紧急接受肿瘤治疗患者的唯一可选择的生育力保存方法。

卵巢组织冷冻的优势在于不会延误肿瘤的治疗,不受有无配偶的限制;而且自体移植后不但能够提赠卵母细胞,还有可能恢复生殖内分泌功能。但在妇科恶性肿瘤中应用仍有以下几个问题需要注意:①尽管经过严格的病理检测,仍可能有微小残余癌灶的回移植。②卵巢组织复苏移植后,其内微血管网易被冰晶损伤;移植后发生的缺血再灌注损伤等可致大约2/3 的卵泡丢失。③移植后的卵巢组织"再血管化"需数天,此期缺血可致大量卵泡凋亡。带血管蒂的完整卵巢冷冻+原位移植,行卵巢动静脉吻合以缩短移植物的缺血时间,在动物实验上显示出极好的生育力保存效果,但在人类完整卵巢冷冻目前仍有许多问题需要解决。

(1)卵巢组织冻存筛选标准:①年龄≤35 岁,且卵巢储备功能较好;也可以根据卵巢储备情况和个人意愿适当放宽年龄限制。②肿瘤患者必须排除卵巢恶性肿瘤或卵巢转移,转移风险高者需慎用(表4-1)。③原发病预后较好。④由原发病及其治疗导致的 POI 发生风险高。⑤能够耐受腹腔镜或开腹卵巢组织活检手术。⑥距放疗和化疗开始至少 3 天。⑦患者本人或其监护人的知情同意。

表 4-1 不同恶性肿瘤类型的卵巢转移风险

高风险	中风险	低风险
白血病	乳腺癌Ⅳ期,浸润性小叶型	乳腺癌Ⅰ~Ⅱ期,浸润性导管型
神经母细胞瘤	结肠癌	子宫颈鳞癌
伯基特淋巴瘤	子宫颈腺癌	霍奇金淋巴瘤
	非霍奇金淋巴瘤	成骨癌
	尤因肉瘤	非生殖器官横纹肌肉瘤
		肾母细胞瘤

(2)卵巢组织活检/取材与转运:通常采用腹腔镜进行卵巢组织取材,应尽量避开黄体,使用冷刀,最好取一侧或双侧卵巢体积的 1/2 以上(根据患者情况个体化制定取材量),严禁使用能量器械,避免损伤卵巢,尽量保持所取卵巢组织的完整,取下的卵巢组织应立即放入无菌转移液,使用专用转运箱,必须保持低温(4~8℃)转运至卵巢组织冻存中心,转运时间不超过 24 小时。为达到流程质量控制,优化患者管理与成本效益,组织的获取可在当地进行,但卵巢组织的冷冻与储存应中心化,这与国际指南建议一致。卵巢组织的处理与冷冻必须在符合严格标准的实验室内进行。

(3)卵巢组织移植与随访:完成复苏的卵巢组织片应以最短的时间送至手术室,移回患者体内。卵巢组织移植分为原位移植(盆腔内)与异位移植(盆腔外)。原位移植可选择在原有卵巢或相应部位的腹膜进行。国内现有成功移植均选择在卵巢外侧壁腹膜血供良好处做切口,造腹膜袋,将复苏后的卵巢组织片放入,缝合。移植后每月跟踪随访,观察分析患者移植后卵巢生殖内分泌功能恢复情况,卵巢功能恢复后可每 3~6 个月随访 1 次。监测指标:①实验室内分泌指标包括:FSH、AMH(选做)、黄体生成素、雌二醇(estradiol,E_2)、孕酮等。②月经恢复情况。③超声监测卵巢卵泡发育情况。④妊娠情况与结局。一般在移植后 3~6 个月卵巢组织功能恢复。当绝经相关症状明显缓解或消失,FSH<25U/L,认为是移植成功,卵巢功能恢复。

(4)冻存卵巢组织移植前后的处理:放疗和化疗后,由于卵巢功能受损,患者可能出现多种围绝经期症状,如潮热、失眠等,长期会导致骨质疏松、阿尔茨海默病等,影响患者生活质量与远期健康。在卵巢组织移植前后,为缓解绝经症状,保护卵巢存留卵泡功能,可加用某些疗效确切的中药或中成药;对于非激素依赖性肿瘤患者,如宫颈鳞状细胞癌,可联合性激素治疗,采用口服或经皮途径补充天然雌激素;对有子宫的患者,需加用孕激素。对于激素依赖性肿瘤患者,如乳腺癌,雌激素是禁忌证,可服用不含雌激素的中药缓解症状。

第五章 体外受精胚胎移植及其衍生技术实验室技术操作规范

第一节 卵子的收集与评估

一、卵子收集前 IVF 实验室准备

（一）患者病史记录

在取卵前应了解并记录患者夫妇的年龄、诊断、病史、卵泡数、雌二醇及精液情况。对于取精困难的患者，建议提前冻存精液备用。对反复 IVF 治疗失败的患者，应该注意患者前次治疗周期中卵巢的反应、卵子数目和质量，受精的方式、时间，受精情况及胚胎质量等细节，帮助临床医师分析找出失败的可能原因，并提出相应的改进方案及技术措施的实验室方面的意见和建议。对有传染病的患者，卵子收集中应注意自我保护和采取相应的隔离措施。

（二）培养液及培养皿的准备

取卵前一天预先平衡的培养液有：含蛋白的受精液和胚胎培养液、洗精液、矿物油。分别在培养皿和四孔皿（受精皿）中加入相应的培养液，并覆盖矿物油，在 37℃ 培养箱内平衡处理 16~18 小时待用。含有 HEPES 缓冲液及准备冲取卵针用的磷酸缓冲液（PBS），提前 30 分钟置于 37℃ 恒温箱中预热。

（三）工作站的准备

取卵手术前 30 分钟打开 IVF 工作站、恒温台和恒温试管架。卵子收集时用的巴斯德吸管用酒精灯将毛糙的边缘加热至光滑，吸管不可拉至过细，以免挤压卵子或收集卵子时划伤卵子。工作站中准备一个洁净无菌容器盛放废弃的卵泡液。台面放置无菌纱布，随时擦拭拾卵皿边缘或溅出至台面的血渍，卵子收集结束后使用洁净纱布擦拭台面。

二、卵子的收集

（一）卵子收集过程

将卵泡液倒入培养皿中，轻轻晃动液面使液体均匀分布在培养皿中。然后倾斜一小角度使液体相对集中，再按从前向后、从左向右的顺序迅速用肉眼或镜下识别卵丘-卵母细胞复合体（cumulus-oocyte complex，COC），通常表现为半透明不定型的松散结构，卵子位于松散结构的中心，呈色深的球体。发现卵丘-卵母细胞复合体后在低倍体视显微镜下证实，然后用巴斯德吸管将 COC 从卵泡液中转移至盛有覆盖矿物油的 HEPES 中，避免带入过多的卵泡液。通过轻柔吹打、洗涤的方法在培养皿中洗去血液和卵泡液，用巴斯德吸管尽量去除卵子周围的血块和粗黑的颗粒细胞。为确保不遗漏卵子，须再晃动卵泡液重新分布，然后重复上述步骤，记录卵泡数、卵泡液量、性质、获卵数和卵子质量。如果卵子数与穿刺卵泡数相差

太远,则需在体视显微镜下重新检查。其后用培养液将 HEPES 洗净。卵子收集结束后,将所有 COC 转移至覆盖矿物油培养液的培养皿中培养 4~6 小时,等待授精。

（二）操作要求

1. 采取适当措施确保在卵子的操作、观察过程中维持 37℃。

2. 在处理卵泡液、卵子颗粒细胞复合体均使用一次性耗材,每个阶段使用的批号应记录并保存。

3. 移液设备(巴斯德管,拉制的吸液管,移液枪头等)应仅用于一个操作,并应在使用后立即处理。

4. 杜绝在同一工作场所同时处理一个以上患者的标本。每个患者的标本应单独处理。

5. 标记在培养皿(管)上标注患者夫妇的信息。必须保证患者在所有阶段的识别信息都是正确的。应合理安排培养箱以便于识别每个患者的卵子。

6. 在操作的各阶段,均应记录日期、时间和操作者姓名、培养箱号。

7. 在接收卵泡液标本前应核对患者身份信息。

三、卵子质量的评估

（一）卵子的形态学评估

1. 卵冠丘复合体(oocyte corona cumulus complex,OCCC)　在卵子周围颗粒细胞未剥除状况下,依据卵冠丘复合体的形态变化可初步评估卵母细胞的成熟度,当卵丘细胞团小,卵丘细胞紧密排列,发射冠细胞未散开,卵细胞深色,初步判断卵子处于未成熟期。而成熟卵母细胞的卵丘细胞团大,排列稀疏,放射冠细胞放射状排列,卵细胞色淡。当颗粒细胞少,卵细胞色暗时,卵子趋于退化。有时,卵丘细胞块聚集,呈现黄素化征象;OCCC 成熟度差的卵,受精率下降,其第 3 天胚胎形态学评分也低于成熟度较好的 OCCC 卵母细胞,形成囊胚的质量也较差。卵冠丘复合体的形态学评估见文末彩图 5-1。

2. 核成熟的评估　通过酶或机械方法将卵母细胞周围颗粒细胞除去后,可对卵细胞核的成熟度做出评价。核成熟度可归纳为 3 类:GV 期(生殖泡),MⅠ 期(减数分裂中期Ⅰ)和 MⅡ 期(减数分裂中期Ⅱ)。GV 期卵母细胞在胎儿期形成并至青春期时停滞在双线期阶段,包含 2 组染色体,每组 46 条,为 4 倍体。在卵胞质中央或外周区内可见胚泡,其内部可见到核仁。GV 期卵母细胞比成熟的卵母细胞小,透明带较厚。胞质颗粒形成伴清亮外层区。MⅠ 期卵细胞是卵子成熟的中间时段,卵细胞已经完成减数分裂Ⅰ的前期阶段,母系和父系染色体已排列在中纬线上,但纺锤体尚未将子染色体分开。其形态特征为胚泡和第一极体缺失。在该阶段的卵母细胞,卵浆中央有颗粒形成或较为一清亮。正常情况下,这些卵母细胞在 24 小时之内完成成熟过程。MⅡ 期卵母细胞完全成熟,也称为排卵前卵母细胞,为 2 倍体,23 条染色体,46 个染色单体。主要特征为卵周隙见第一极体,卵浆清亮且均一。卵母细胞将停滞在该阶段直至发生受精,并将通过排出第二极体完成减数分裂Ⅱ。卵母细胞核成熟度的评估见文末彩图 5-2。

3. 透明带　透明带(zona pellucida,ZP)是包绕卵母细胞和胚胎的细胞外基质,由卵母细胞和卵泡颗粒细胞分泌形成,其主要由 4 种糖蛋白(ZP1,ZP2,ZP3,ZP4)构成,这些糖蛋白排列成 3~4 层精细纤维状基质对卵母细胞的正常受精和胚胎发育具有重要作用。透明带过厚或过薄都会影响正常受精。内层透明带的复制或透明带层之间的撕裂可能是透明带异常的主要原因,常见的透明带畸形包括透明带色黑(darkening)、焦点变厚(focal thickening)、双层膜(bilayering)、形状不规则(irregular shape)。

4. **极体**　极体最重要的意义是判断卵母细胞的成熟程度,存在第一极体的卵通常处于第二次减数分裂中期,适于受精,为成熟卵。发育良好的卵子在形态学上看,极体圆或椭圆,无碎裂;透明带光滑,厚度适中,无锯齿样改变。超大极体卵子形成的胚胎,其卵裂球多核发生的概率明显增高;具有超大极体的卵子不建议授精,因为这类卵子有较高的染色体非整倍体风险。

(二)异常卵子的形态学评估

1. **巨大卵**　人的卵母细胞直径约为120μm,外加15~20μm厚的透明带。卵细胞膜与透明带之间为透明带下间隙。巨大卵其体积为普通卵子(约150pμm)的2倍大小,这类卵子通常是由于携带了2套染色体,导致体积异常增大。发生原因是减数分裂时染色体未分离,卵子在受精后可能发育成三倍体胚胎。

2. **异形卵**　形态异常的卵子也能受精,并发育成健康的婴儿出生。Ebner等测量分析卵子的延长程度,发现异常形状的尺寸和受精或胚胎质量无关,但如果伴有椭圆形透明带,则受精后的第二天胚胎卵裂球呈平面排列且发育延迟。

3. **胞质异常**

(1)胞质粗颗粒:使用相差显微镜可观察到胞质内大的、黑的、粗颗粒化的区域。目前尚无明确定义,关于它在胚胎发育及临床结局中的预测价值也存在争议。Rienzi L等认为由胞质粗颗粒化卵母细胞发育而成的胚胎质量较差。Kahraman等则报道卵母细胞胞质中央颗粒化的患者的临床妊娠率与胞质形态正常的患者相比无显著性差异。有研究认为,卵母细胞胞质颗粒化可能与染色体非整倍体异常相关。胞质粗颗粒的出现可能与促排卵方案中大剂量的 Gn 使用、患者的年龄大及 BMI 过高等因素相关。整个胞质呈现过度颜色深暗的颗粒性则可能与卵母细胞退化有关。

(2)细胞器聚集:卵母细胞的大多数细胞器最初分布于近核区,随着卵母细胞的生长,线粒体、高尔基体、粗面内质网、皮质颗粒等细胞器不断丰富和增多并逐渐向皮质区迁移,在细胞中央形成不含细胞器的透明区。卵母细胞成熟后皮质颗粒排列在质膜下,皮质颗粒的大量增加和迁移并沿质膜下呈线性排列,是卵母细胞胞质成熟的一个重要标志,这种排列形式为精子入卵后迅速发生皮质反应和透明带反应创造了条件,而其他细胞器又向卵母细胞中央迁移,最终高尔基体和内质网消失,线粒体分散在胞质中。细胞器聚集在各种类型的显微镜下都能观察到,它的出现影响了细胞器的正常分布和功能,可能会降低胚胎的种植潜能。

(3)空泡:一种由细胞膜包围形成的内涵体,其内充满与卵周隙内成分相同的液体,易于识别。空泡是胚胎体外培养过程中常见的一种异常形态,是卵子和胚胎发育过程中的一种动态现象。研究者分析发现约3.9%的卵子存在空泡,12.7%有多个空泡,约36.6%的患者至少有一个胚胎存在空泡。直径5~10μm的小空泡影响很小,但直径>14μm的大空泡可能会导致受精失败。大空泡或大量小空泡的存在可能会影响卵子质量和胚胎发育潜能。在已受精的卵子中,空泡的存在可能干扰卵裂,从而降低囊胚形成率。这些影响可能由于其阻碍了细胞骨架的正常运行,或者导致 MII 期卵子纺锤体偏离正常位置有关。

(4)滑面内质网囊聚集:在卵母细胞中,滑面内质网(smooth-surfaced endoplasmic reticulum, SER)是丰度仅次于线粒体的细胞器,具有空泡状及小的管状聚集体两种形态。SER 是卵母细胞的钙库,能促成第二次减数分裂的完成和正常受精,并可调控减数分裂纺锤体的活动。SERa

在胞质中表现为半透明的空泡状结构,可能存在于 MⅡ卵母细胞中,并在原核形成前消失,也可能存在于未受精卵、老化的卵母细胞和胚胎中。滑面内质网聚集(smooth-surfaced endoplasmic reticulum aggregation,SERa)现象的形成原因尚不清楚。有研究认为这可能是患者本身的遗传因素导致,也有研究认为 SERa 是由于卵巢受到过度刺激所致;SERa 的产生可能与较高的 AMH 水平有关。但是,SERa 与患者的年龄、获卵数、是否患有巧克力囊肿及内膜的厚度并无关联。

具有 SERa 的卵子产生的胚胎可能会有严重异常的结局,它可能导致胎儿的严重畸形,以及新生儿基因印迹疾病(如贝克威思-威德曼综合征)等,且 SERa 组的新生儿死亡率高于正常对照组。因此,2011 年欧洲人类生殖与胚胎学会的指南明确指出,不应对 SERa 卵子进行授精,且该患者的其他卵子也应留意是否有该结构。但近年来的研究结果对这个观点提出了挑战。有研究指出,具有 SERa 的卵母细胞来源的胚胎可诞生完全正常的活产婴儿,其中有 1 例活产来自所有卵子均为 SERa 的周期;SERa 周期与非 SERa 周期的新生儿活产率和畸形率无显著差异,而非 SERa 周期的临床妊娠率及活产率甚至低于 SERa 周期。因此,SERa 对妊娠结局的影响仍然有待进一步的研究。

4. 卵周间隙异常

(1)异常内含物卵周间隙(perivitelline space,PVS)中出现除极体之外的内含物是异常的,但是目前没有充分的证据表明这个现象会产生明确的影响,因此不要求计数或测量这些内含物。但当内含物特别大时应当引起注意。

(2)卵周间隙过大:卵周间隙过大可能是由于卵子过度成熟,发生皱缩导致与透明带的间隙增大,或因为形成第一极体时排出了大量细胞质,形成了大极体。

第二节　卵母细胞体外成熟

未成熟卵母细胞体外成熟(in vitro maturation,IVM)培养目的是诱导源自中小卵泡(直径 2~10mm)中的卵母细胞完成体外成熟。在 IVM 培养条件下,这些卵母细胞由于减数分裂恢复,在取卵后 24~48 小时成熟。IVM 主要用于卵泡发育障碍、预防卵巢过度刺激综合征、FSH 抵抗及生育力保存等情形。此外,还可以降低过高雌激素的副作用风险如血栓,减少用药量和经济负担。第一例 IVM 活产婴儿报道于 1991 年,目前全球由 IVM 技术活产的婴儿超过 3 000 例。

一、IVM 培养液

IVM 培养液的设计主要目的是为卵母细胞提供适宜的继续发育环境,能够支持其核成熟和胞质成熟。培养液由维持渗透压的离子缓冲底物、基于 CO_2 的 pH 缓冲盐、人血清白蛋白、能量底物、氨基酸、维生素等基本成分和添加剂构成。添加剂各不相同,包括抗氧自由基化合物、生长因子,促性腺激素,甾体激素,卵母细胞分泌因子如激活素和抑制素等。

促性腺激素 FSH 是目前 IVM 培养液中常规添加的激素。卵母细胞离体后,胞质内 cAMP 浓度会迅速下降,会导致核成熟加速,与胞质成熟的不同步。FSH 能够促进卵冠丘复合体的颗粒细胞发育,提升卵母细胞内 cAMP 的浓度,促进卵母细胞胞质成熟。FSH 添加的浓度较为固定,一般为 75mU/ml。

在有些培养皿中,LH 和 HCG 亦常有添加,以模拟体内的 LH 峰。IVM 培养液添加雌激素有助于促进卵母细胞成熟。但由于颗粒细胞能够合成雌激素,添加雌激素并非必需。胰岛素样生长因子(insulin-like growth factor,IGF-Ⅰ)可以促进颗粒细胞的增殖和核成熟,表皮生长因子(epidermal growth factor,EGF)有助于生发泡(germinal vesicle,GV)的降解和极体的排出,但需格外注意其可能对表观遗传学产生效应。

目前,市场上具有商业性的 IVM 培养液供应。

二、IVM 的实验步骤

(一)促卵泡发育与取卵

详见第四章第一、二节。

(二)卵母细胞回收

IVM 卵泡冲洗液最好是富含氨基酸的缓冲液,以支持未成熟卵母细胞对代谢的需求。卵母细胞回收通过经超声介导下阴道穿刺术进行。吸取出的卵泡液迅速转移至 IVM 专用培养液中,以维持其发育潜能。因卵丘颗粒细胞极少,单纯在体视显微镜下肉眼寻找可能增加捡卵的难度和时间,经验不足者可使用细胞筛过滤后寻找。卵母细胞收集后置于特定的 IVM 培养液中培养,完成最后的成熟过程,并达到核和胞质成熟同步。

(三)IVM 的授精方式

取卵后 24 小时和 48 小时后观察卵母细胞状态,若 COC 变得松散,第一极体排出,判断为卵母细胞成熟可进行授精。

IVM 周期一般可采用卵胞浆内单精子显微注射进行受精。

(四)IVM 的胚胎培养

一般卵母细胞的 IVM 在 5%CO_2、95%湿度、37℃下培养,但研究表明 5%CO_2、5%O_2、90%N_2、95%湿度、37℃下培养更有利于卵母细胞的功能,有条件的中心建议采用低氧培养条件,以模拟体内生理状态下的低氧环境。IVM 受精卵培养 2~3 天,依据患者子宫内膜状态挑选可移植胚胎进行移植和冷冻。时差成像(time lapse)培养,能够观测到一些异常的发育事件,有助于胚胎选择。

(五)内膜准备和黄体支持

详见第四章第一节。

三、影响 IVM 成功率的因素

IVM 成功率较常规 IVF 低,影响的因素有两方面:技术本身降低内膜的容受性和卵子或胚胎的发育潜能。IVM 周期中雌激素水平较低,导致内膜容受性下降,可通过取卵后给予外源性雌激素以达到内膜的种植窗与胚胎发育同步化。另一个影响 IVM 胚胎种植率的因素是卵母质量。在 IVM 周期中,未成熟卵母细胞在体外培养环境中很难得到生理状态下卵母细胞成熟过程中的条件。IVM 卵母细胞减数分裂纺锤体的异常率显著增高,且基因表达发生改变,影响胞质成熟,进而影响后续的早期胚胎发育。

四、卵母细胞体外培养操作程序

卵母细胞回收准备

1. 在一支 15ml 试管中分出 10.0ml 的卵母细胞成熟培养液,为 I 液。

2. 将 75U 的 FSH 和 75U 的 LH 完全溶解在 I 液中成 II 液。

3. 再取一支试管,加入 9.90ml 的卵母细胞成熟培养液成 III 液。

4. 取 0.1ml II 液加入 III 液成 IV 液。

5. 为每位患者准备 3 个 OC 皿,内孔加入 IV 液 1ml,外孔 2ml,为卵母细胞成熟培养皿。

培养箱内平衡过夜。

6. 准备 3 个 φ35mm 培养皿,每皿含有 2~2.5ml 卵母细胞冲洗液,并覆盖矿物油,为卵母细胞清洗皿,培养箱内平衡过夜。

7. 取卵操作中,实验室工作人员吸取卵丘-卵母细胞复合体,φ100mm 皿中分拣出卵丘-卵母细胞复合体,转入卵母细胞清洗皿。待取卵结束后,将卵丘-卵母细胞复合体转入卵母细胞成熟培养皿内孔培养。

8. 成熟培养与受精。卵母细胞成熟培养在 5%CO_2、95%湿度、37℃下培养或 5%CO_2、5%O_2、90%N_2、95%湿度、37℃下培养。培养 24 小时,去颗粒细胞,观察是否有第一极体,进行 ICSI 准备并行 ICSI。若未出现第一极体,继续培养至 48 小时,出现第一极体者处理同前。未出现第一极体者不再继续培养。IVM 卵母细胞的 ICSI 操作及胚胎培养操作同自然成熟卵母细胞。

第三节 精子的收集处理和评估

一、精子的收集

1. 在取卵当日,明确告知患者如何收集精子标本。精子标本的获取方法详见第四章第三节。

2. 精子标本收集后 1 小时内分析并处理。

二、精液的评估

精液分析按照《WHO 人类精液检查与处理实验室手册》(第 5 版)进行。

(一) 精液体积

精液主要由精囊腺和前列腺的分泌液构成,包括少量来自尿道球腺和附睾分泌的液体。由于要计算精液中的精子总数和非精子细胞,所以,精确测量精液体积是任何精液评价的基础。最好通过称重收集量器中的精液来测量精液体积。

1. 用一个预先称重、干净、处理过的容器收集精液。

2. 称重盛有精液的容器。

3. 减去容器的重量。

4. 由精液的重量计算出精液体积(精液密度的变化范围在 1.043~1.102g/ml)。精液体积也可以直接测量。

5. 将精液标本直接采集到一个改良的广口带刻度玻璃量杯中。

6. 直接从刻度上读取精液体积(精确到 0.1ml)。

(二) 精液的液化

精液射到收集容器后很快呈现典型的半固体凝胶的团块。通常在室温下几分钟内,精液开始液化(变得稀薄),此时精液中可见异质性混合团块。随着继续液化,精液变得更加均质和十分稀薄,在液化最后阶段仅存少量小凝团。在室温下,通常在 15 分钟内精液标本完全液化,很少超过 60 分钟或更长时间。如果 60 分钟仍未完全液化,应作记录。在家中或使用避孕套收集精液标本,当将标本送到实验室时,一般已经液化。

正常液化的精液标本可能含有不液化的胶冻状颗粒(凝胶状团块),这不表明任何临床意义。黏液丝的存在可能干扰精液分析。

（三）精液黏稠度

精液液化后,通过轻轻地将精液吸入 1 支广口径(直径约 1.5mm)一次性的塑料吸液管,评估标本的黏稠度,使精液借助重力滴下,观察任何拉丝的长度。正常精液形成不连续的小滴从吸液管口滴下。如果黏稠度异常,液滴会形成超过 2cm 的拉丝。

另一种方法是,将一玻璃棒插入标本,提起玻璃棒,观察拉丝长度来评估标本的黏稠度。当拉丝长度超过 2cm 时,应记录为不正常的黏稠度。

与不完全液化的标本相比,黏稠的精液标本呈现均质黏性,并且其黏稠度不随时间而变化。通过标本的弹性可以识别高黏稠度,当尝试使用吸液管吸取高黏稠度标本时,它会紧紧黏住吸液管。

（四）精液外观

正常液化精液标本呈现均质性、灰白色的外观。如果精子浓度非常低,精液可显得透明些;精液颜色也可以不同,例如:有红细胞时(血精)精液呈红褐色,黄疸患者的精液和服用维生素或药物者的精液可呈黄色。

（五）精液 pH

精液 pH 反映了不同附性腺分泌液 pH 之间的平衡,主要是碱性的精囊腺分泌液和酸性的前列腺分泌液之间的平衡。pH 应在液化后的同一时间测量,最好在 30 分钟后,但无论如何要在射精后 1 小时内测量,因为精液 pH 会受射精后精液中 CO_2 逸出的影响。对于正常精液标本,应该使用测量范围在 6.0~10.0 的 pH 试纸。

1. 充分混匀精液标本。

2. 在 pH 试纸上均匀地涂上 1 滴精液。

3. 等待浸溃区的颜色变得均匀(<30 秒)。

4. 与标准条带进行颜色对比,读出 pH。

（六）精子凝集与聚集

1. 精子聚集　不活动精子之间、活动精子与黏液丝、非精子细胞或细胞碎片之间黏附在一起,为非特异性聚集(图 5-3),这种情况应如实记录。

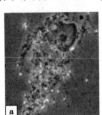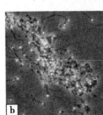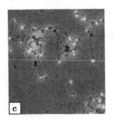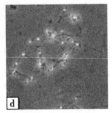

图 5-3　精子聚集

a:精子与上皮细胞;b:精子与细胞碎片;c、d:精子与精子的聚集

2. 精子凝集　精子凝集特指活动精子以头对头、尾对尾或混合型相互黏附在一起的现象。精子经常呈现活跃的快速摆动方式,但是有时精子凝集太严重,以致其活动受制约。应该记录所有活动精子通过头、尾、中段黏附在一起的情况。

应当记录主要的凝集类型[反映凝集的程度(1~4 级)和黏附部位(A~E 级)]:

1 级:零散的　每个凝集<10 个精子,有很多自由活动精子。

2 级:中等的　每个凝集<10~50 个精子,存在自由活动精子。

3 级:大量的　每个凝集>50 个精子,仍有一些自由活动精子。

4 级:全部的　所有的精子凝集,数个凝集又粘连在一起。

(七) 精子活力

精子的前向运动情况与受孕有密切的关联。在《WHO 人类精液检查与处理实验室手册》(第 5 版)中,将精子活动力分为前向运动(progressive motility,PR)、非前向运动(non-progressive motility,NP)、不活动(immotility,IM),而不再沿用以往的将精子活动力分为 a、b、c、d 级的分类方法,这是新版手册中的一个重要修订。可采用带有网格的目镜,以更好地评估精子活动力,评估过程中所检测的区域应距离盖玻片边缘至少 5mm 以上。应在室温或带有加热 37℃ 载物台的显微镜下进行精子活动力评估,由于精子活动力与环境温度密切相关,最好将台面温度保持恒定在 37℃。要准确地评估精子活动力,应将精液充分混匀后,重复取样 2 次分别检测,先仔细观察网格区计数前向运动精子,接下来是在相同的网格内的非前向运动精子,最后是不活动的精子。每个样本至少系统地观察 5 个视野,分析的精子应>200 个。2 次分析结果之间的差异应在 95% 可信区间内,如果两个样本之间的差异过大,则应重新混匀标本后重复取样检查。《WHO 人类精液检查与处理实验室手册》(第 5 版)将 PR≥32%、(PR+NP)≥40% 作为精子活动力的参考值下限,低于此下限时受孕的机会减低。

(八) 精子存活率

1. 应用伊红-苯胺黑的精子存活率试验　使用苯胺黑一步染色技术,可以提高背景和与精子头之间的对比度,使精子头更易辨别。也可以保存玻片用于再次评估和作为质量控制用途。

2. 应用低渗膨胀的精子存活率试验　作为染料拒染法的替代试验,精子低渗膨胀试验(hypo-osmotic swelling,HOS)可以用来评估精子的存活率。当必须避免精子染色的时候,这种方法是有用的,例如,为 ICSI 选择精子的时候。膜完整的精子在低渗溶液中 5 分钟内发生膨胀,在 30 分钟之内所有尾部的形状是稳定的。

因此,使用该试验作为常规的诊断,孵育 30 分钟。但是当精子处理用于治疗用途时,孵育 5 分钟。

低渗膨胀试验的参考值与伊红试验的参考值相近。精子存活率(膜完整的精子)的参考值下限是 58%(第 5 个百分位数,95% 可信区间为 55~63)。

(九) 精子浓度

每次射精的精子总数和精子浓度与妊娠时间和妊娠率存在联系,并且可以预测受孕。精子总数与生殖结局相关的更多数据已被认可。

精液的精子总数可以通过精液评估中测定的精子浓度来计算。对于正常射精,当男性输精管道是畅通的且禁欲时间短的时候,精液中精子总数与睾丸体积相关,因此精子总数可以衡量睾丸产生精子的能力和男性输精管道畅通的程度。精液中精子浓度与受精率和妊娠率相关,精子浓度受精囊腺和前列腺分泌液量的影响,不是衡量睾丸功能的特异性指标。

精子浓度测定方法:

1. 将充分混匀、未稀释的液化精液滴加在载玻片上,盖上盖玻片进行检查,确定合适的稀释度和使用合适的计数板。这是评估精子活力常用的湿片制备程序。

2. 混匀精液,准备含有固定液的稀释液。

3. 在血细胞计数板的计数池上加样,在一个湿盒中使精子沉降。

4. 在 10~15 分钟内评估精液样本(过长时间,水分蒸发后对计数池内精子的位置会有显著影响)。

5. 每份重复样本计数至少 200 个精子。

6. 比较两份重复样本的数值,看其差异的接近程度是否可以接受。如果可以接受,则计算数据;如果不能接受,制备新的稀释样本。

7. 计算每毫升精液中的精子浓度。

8. 计算每次射精的精子总数。

(十) 精子形态学评估

人类精子形态的多样性造成精子形态评估非常困难,观察女性生殖道(尤其是性交后宫颈黏液中)的精子或从透明带表面回收的精子有助于定义具备潜在受精能力精子的外观。精子形态分析的关键是评估正常形态的精子,计算其百分比,因为只有正常形态的精子才有临床意义。对各类畸形精子也应进行详细分析,有特殊情况还应作记录。

1. **正常精子形态学评估**　精子包括头、颈、中段、主段和末段。光学显微镜下难以观察精子末段,因此可以认为精子由头(头和颈)和尾(中段和主段)组成。只有头和尾都正常的精子才认为是正常的,所有处于临界状态的精子均应认为异常。精子头外形应为光滑、轮廓规则的椭圆形,顶体区清晰,占头部的 40%~70%,顶体区没有大空泡,小空泡不超过 2 个,空泡大小不超过头部的 20%,顶体后区不含任何空泡。中段细长、规则,长度与头部大约相等,主轴与头部长轴在同一直线上,残留胞质不超过头部大小的 1/3。主段均一,比中段细,长约 45m,相当于头部长度的 10 倍左右,没有锐利的折角,如文末彩图 5-4 所示。

2. **异常精子形态学的评估**　人类精液标本中含有各种各样畸形的精子。精子异常发生和一些附睾的病理改变常常与畸形精子百分率升高有关联,精子的形态缺陷通常是多重的,畸形精子一般都会导致较低的受精潜能,这取决于畸形的类型,也可能有异常的 DNA 形态缺陷常伴有 DNA 碎片的增加、染色体结构异常、不成熟染色质和非整倍体。虽然也考虑精子尾(中段和主段),但是头部的形状更为重要,应注意下列精子缺陷的类型(图 5-5)。

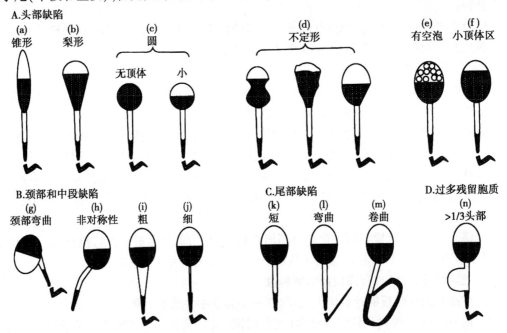

图 5-5　异常精子的形态学评估

（1）头部缺陷：大头、小头、锥形头、梨形头、圆头、不定型头、有空泡的头（超过2个空泡，或者未染色的空泡区域占头部的20%以上）、顶体后区有空泡、顶体区过小或过大（小于头部的40%，或大于头部的70%）、双头，或上述缺陷的任何组合。颈部和中段的缺陷：中段非对称地接在头部、粗的或不规则、锐角弯曲、异常细的中段，或上述缺陷的任何组合。

（2）主段缺陷：短尾、多尾、断尾，发卡形平滑弯曲、锐角弯曲、宽度不规则、卷曲，或上述缺陷的任何组合。

（3）过量残留胞质（excess residual cytoplasm，ERC）：这是精子异常发生过程产生的异常精子所伴有的，这些异常精子的特点是含有大量不规则已染色的细胞质，胞质的大小超过精子头部的1/3，通常同时有中段缺陷，这种异常的过量胞质不应该被认为是胞质小滴。

三、精子的处理

精子与卵子的质量决定了胚胎的质量，随着生殖医学的发展，精子对胚胎质量的影响越来越多地被临床医师所重视，在IVF实验室中如何筛选出优质的精子，使卵子受精获得发育潜能好的胚胎是胚胎实验室技术人员不断探索的主题。精液处理在室温中进行，目的是减少或者去除精浆内前列腺素、死亡和裂解精子、免疫活性细胞、抗精子抗体、细菌与碎片，从而获得正常形态、活力较好的精子，促进精子获能，以达到符合体外受精要求的活动精子密度，提高精子的受精能力。常用的精液处理方法有简单洗涤法、上游法、密度梯度离心法。处理方法主要根据患者精子的密度和活率的具体情况而定。处理过程（试剂、每步时间、操作者等信息），处理前后精子密度、活率应该记录备案。

（一）简易洗涤法

精浆中的活性氧、前列腺液或白细胞增多的精囊液均导致精子活动力的减弱。在少精子症、弱精子症中，通过离心的过程可使得精子脱离精浆不良环境，分离出活力好、正常的精子以备体外受精使用。

1. **试剂** 精子洗涤液：在使用前20分钟放入37℃恒温箱中预热。

受精培养液：置入37℃、5%CO_2的培养箱过夜平衡。

2. **处理步骤**

（1）精液标本充分液化并混匀。

（2）将2ml精子洗涤液加入精液中，再次混匀。

（3）将已稀释的精液移入15ml离心管内，300g离心10分钟，弃上清液（该步骤可重复1~2遍）。

（4）将沉淀加入0.5~1ml受精培养液混匀，置室温备用。

（二）上游法

利用活动的精子具有向培养液中上游的能力，从而将活力好的精子与精浆中死精子、凝集的精子、白细胞及杂质分离，适用于精液常规正常或轻度的少精子症、弱精子症。

1. **试剂**

（1）精子洗涤液：在使用前20分钟放入37℃恒温箱中预热。

（2）受精培养液：置入37℃、5%CO_2的培养箱过夜平衡。

2. **处理步骤**

（1）按1∶1比例在15ml离心管内加入液化精液及精子洗涤液，300g离心10分钟，弃上清液。

（2）加入 2ml 受精培养液混匀，300g 离心 10 分钟，弃上清液。

（3）沿离心管壁缓慢加入 0.5~1ml 受精培养液。

（4）离心管向上或倾斜 60 度角在 37℃ 培养 30~60 分钟，吸出上层液体，转移至另一支试管中。

（三）密度梯度离心法

密度梯度离心法利用不同梯度亲水性硅烷包裹的氧化硅胶体溶液，将精子和各种细胞成分在离心作用下分离，从精液中筛选出正常精子。密度梯度离心法可用于轻及中度的少精子症、弱精子症和畸形精子症精液的处理，对于附睾手术取出的精液标本或严重的少精子症，用 0.5ml 的微量梯度离心也能获得较好的活动精子。

1. 试剂

（1）90% 密度梯度离心液：在使用前 20 分钟放入 37℃ 恒温箱中预热。45% 密度梯度离心液：在使用前 20 分钟放入 37℃ 恒温箱中预热。

（2）受精培养液：置入 37℃、5%CO_2 的培养箱过夜平衡。

2. 处理步骤

（1）依次将 1ml 90% 密度梯度液加入 15ml 离心管下，然后加 1ml 45% 密度梯度液，注意不同浓度梯度液间的界面清晰。

（2）精液完全液化，充分混匀后用巴斯德吸管吸取 1ml 精液加在 45% 密度梯度液上方。

（3）300g 离心 15~20 分钟，弃离心管上方的精浆与密度梯度液。

（4）吸取沉淀转移至装有 2ml 精子洗涤液的离心管内混匀，200g 离心 10 分钟，弃上清液，留沉淀。

（5）新巴斯德吸管加入 2ml 受精培养液再次洗涤 1 次，200g 离心 10 分钟，弃上清液。

（6）将沉淀重新吸取重悬于 1ml 受精培养液，置入 37℃、5%CO_2 的培养箱备用，并分析精子浓度与活动力。

（四）特殊来源精子的处理

无精子症（azoospermia）根据病因分为梗阻性无精子症（obstructive azoospermia，OA）和非梗阻性无精子症（non-obstructive azoospermia，NOA）。目前外科取精术通过经皮附睾穿刺精子抽吸术（percutaneous epididymal sperm aspiration，PESA）经皮睾丸穿刺抽吸术（testicular sperm aspiration，TESA）、睾丸切开取精术（testicular sperm extraction，TESE）及睾丸显微取精术（microsurgical testicular sperm extraction，micro-TESE）。从附睾或睾丸组织中获取正常精子再行卵细胞质内单精子注射术，无精子症患者获得生物学后代的可能。

1. 附睾精子处理步骤

（1）微量密度梯度离心法：将附睾抽吸液与 0.5ml 精子洗涤液混悬液轻置用 0.5ml 的 90% 密度梯度液和 45% 密度梯度液上，余步骤同密度梯度离心法。

（2）直接离心法：将 1ml 附睾抽吸液与精子洗涤液混悬液置于 15ml 离心管内，300g 离心 5 分钟，弃上清液，在沉淀中加入 0.2ml 受精培养液，置入室温备用。

2. 睾丸取精处理步骤

（1）将睾丸组织用 1ml 无菌空针针头将其划碎，在显微镜下观察精子情况。

（2）将磨碎的组织置于含 2ml 受精培养液的 15ml 离心管内，在 37℃、5%CO_2 的培养箱内孵化。

（3）使用前用吸管反复吹吸混匀,待大块组织沉淀于试管底部后,取上清液于另一 15ml 离心管内,200g 离心 10 分钟。

（4）弃上清液,将底部沉淀混匀,加入含 0.3~0.5ml 受精培养液的试管中,置于 37℃、5%CO_2 的培养箱备用。

3. 逆行性射精处理步骤

（1）取精前禁欲 3~5 天,口服碳酸氢钠片,每次 2g,每天 3 次。

（2）取精前不完全排空膀胱,手淫取精,精液排出后,立即排尿液至大口径容器中。

（3）将所有尿液 300g 离心 10 分钟,弃上清液,留沉淀。

（4）根据沉淀中精子的密度,再进行密度梯度离心法或直接离心法。

第四节　常规体外受精

受精是一个过程,标志新生命形成和胚胎产生,这个过程中除了精子与卵子融合,还经历了卵子激活、精子处理、基因编程与表观遗传印记、原核形成等过程。在受精过程中,卵/卵母细胞对环境十分敏感。受精培养过程中保持环境相对稳定对正常受精与表观遗传具有重要意义,应当引起高度关注。

卵母细胞回收后,经过受精前培养,授精一般在注射 HCG 后 40 小时左右进行(约取卵后 4 小时)。授精后的受精培养一般为 16~20 小时,去颗粒细胞观察原核。出现原核标志受精完成。

一、试剂和用品准备

（一）培养液配制

多数机构受精前卵母细胞培养、受精培养和胚胎卵裂期培养采用相同培养液。其准备见卵子的收集与评估。

（二）受精培养器皿准备

卵母细胞受精培养皿在取卵前 6~24 小时准备。

1. 受精皿　受精直接在体积较大(通常 1ml)的卵母细胞培养皿内进行,卵母细胞培养皿准备详见卵子的回收与评估。

2. 微滴受精培养皿　依据取卵预估数量,取 φ35mm 培养皿,底部分开加 0.1ml 微滴 4~6 滴,覆盖矿物油后置于 5%CO_2、95%湿度、37℃平衡 6 小时以上或过夜待用。卵母细胞回收洗净后,按每微滴 1 枚卵母细胞,转入培养皿进行受精前培养。

（三）受精卵清洗皿和胚胎培养皿的准备

受精卵清洗皿和胚胎培养皿在去颗粒细胞前 6~24 小时准备,多数机构在取卵后即准备好次日用的受精卵清洗皿和胚胎培养皿。

1. 受精卵清洗皿　用于去颗粒细胞和清洗胚胎。取 φ35mm 培养皿 2 个,每皿加入 1ml 受精液,置于 5% CO_2、95%湿度、37℃平衡 6 小时以上或过夜待用。

2. 胚胎培养皿准备　见胚胎培养。

二、受 精 培 养

（一）培养池受精培养

培养池受精是受精常用的方式,操作过程简洁。培养池受精的活性精子密度一般要求为$(100\sim300)\times10^3$。在保温的条件下,取出卵母细胞培养皿,加入分离好的精子悬液[$(1\sim3)\times10^6$/ml]0.1ml,继续5%CO_2、95%湿度、37℃培养16~20小时去颗粒细胞观察原核。

（二）微滴受精培养

由于受精培养皿覆盖有矿物油,其受精环境相对稳定。微滴受精培养的精子密度一般要求为$(30\sim50)\times10^3$/ml。在保温的条件下,取出卵母细胞培养皿,加入分离好的精子悬液$(1\times10^6$/ml)5μl,继续5%CO_2、95%湿度、37℃培养16~20小时去颗粒细胞观察原核。

三、受精检查

受精检查是在体外受精培养16小时左右后进行,此时受精过程完成,原核尚未消失。

（一）去颗粒细胞

取出受精培养皿,此时颗粒细胞已经松散,但卵周颗粒细胞仍较为致密。将卵及黏附的颗粒细胞移入到受精卵清洗皿,用φ=150μm微管吹打卵,直至颗粒细胞完全脱落。将卵在另一清洗皿清洗后移入胚胎培养皿的小液滴内,观察受精后继续培养。

（二）受精观察

将胚胎置于倒置显微镜,100~200倍放大观察原核。注意原核的数量、核仁结构、均一性等。也要注意极体情况。出现第二原核的受精卵,被认为是正常受精。

1. 多原核为异常受精,胚胎不能利用。

2. 单原核可能是由于父原核延迟产生、原核随极体排出、孤雌激活等所致,没有观察到正常受精的病例,可2~4小时再观察,看有无第二原核出现。

3. 常规体外受精的患者,如果无双原核受精卵,可谨慎使用单原核受精卵形成的胚胎。

4. 第二原核受精卵中,原核的形态、均一性、相互间的距离、核仁等在一定程度上可以预判胚胎的发育。但受到影响因素较多,与胚胎发育的关联性尚不十分确定,这里不做规范性要求。

第五节　卵细胞质内单精子注射

【基本条件】

（一）配子操作环境

与IVF实验室配子/胚胎操作区域环境控制原则相同,并需按照技术规范,采取措施降低操作区域内挥发性有机化合物(volatile organic compounds,VOC)含量。

（二）人员

ICSI技术人员需按照规范要求在辅助生殖技术培训基地接受培训并考核合格,再经过动物配子和人类配子操作训练后,具备熟练的显微操作及体外受精胚胎移植实验室技能。在后续工作中还需进行持续质量控制。

（三）仪器

1. 除IVF技术常规仪器外,需要增加倒置显微镜及显微操作系统。建议配置2套,以备检修。显微操作系统可以是液压和/或气压系统。

2. 开展男科显微手术取精的中心需要配备相关显微显像及手术设备,开展冻精复苏后ICSI的中心需配备相关的设备。

（四）耗材和试剂

1. 除 IVF 常规用品外，还需要适宜管径的拆卵针（内径分别为 450~500μm、150~200μm、130~140μm 的毛细管）、ICSI 操作皿、无需 CO_2 平衡的配子操作液（以下简称操作液）、透明质酸酶、精子制动试剂如聚乙烯吡咯烷酮（polyvinylpyrrolidone，PVP）。

2. 注射针和固定针有 0 度角、20 度角、25 度角、30 度角、35 度角等多种角度，建议采用 30 度角。注射针的内径一般为 5μm，外径为 7μm；固定针内径有 15μm 和 25μm，外径均为 100μm。

3. 开展冷冻精子 ICSI 的中心需要精子冷冻及解冻试剂盒。

【ICSI 操作的准备】

（一）精子的准备

1. 射出精液处理同常规 IVF，收集活动精子备用。

2. 冷冻精子解冻后应用，参考精子冷冻解冻试剂盒说明。

3. 附睾手术所取精子可直接装入注射皿或洗涤后使用，睾丸组织需要机械法拆碎曲精小管，制成精子悬液备用。

注：当精液中红细胞数量较多，精液黏稠度高或逆行射精标本建议行非连续密度梯度离心处理。

（二）卵母细胞的脱颗粒细胞

卵丘复合体移入透明质酸酶中，颗粒细胞松散后移入配子洗涤液中，用内径适宜的拆卵针反复吹吸，使颗粒细胞脱落。脱颗粒细胞过程中有如下事项需要注意：

1. 透明质酸酶使用参考试剂说明书，尽量减少透明质酸酶和卵子接触的时间（因各种酶制剂活性成分不同，如说明书中提及此时间需控制在 1 分钟之内，则需严格遵照；如未提及具体时间限制，亦不可过久）。

2. 脱颗粒后充分洗涤卵子。

3. 如果卵子数较多（一般超过 10 枚以上），建议分批处理。

（三）卵母细胞评估

去除颗粒细胞后，观察卵母细胞。卵周间隙见第一极体提示卵子核成熟，可用于 ICSI。如观察发现 GV 期、MⅠ 期、特大极体（>14μm）、巨卵（卵子直径>200μm）不给予 ICSI；发现多极体、胞质空泡等需记录；发现卵周间隙过大、极体碎裂及可疑多极体的卵子如有条件可使用纺锤体观测仪选择穿刺点。

全部卵子均为未成熟卵子时考虑行 IVM 后 ICSI［实验室学组专家共识试行指南（2016）］。

（四）注射皿准备

可将精子制动液滴（如 PVP 微滴）置于注射皿中央，周围放置配子液微滴。用矿物油覆盖微滴。将处理后的精子悬液移入微滴，卵子逐个移入其余微滴。

注意每皿注射卵子数不宜过多（原则上可根据操作熟练程度，预计培养箱外操作时间不超过 10 分钟，减少室温对卵子产生的不利影响）。

（五）操作系统的调试

恒温台温度控制在 37℃。调节注射针和固定针的手柄放置正中位置，旋钮的指针处于正中位置。根据 ICSI 注射针和固定针的规格角度调试两侧持针臂的角度。装针前保证两侧持针臂在同一矢状面，然后在低倍镜下安装注射针和固定针，之后转换高倍镜，再调整注射针和固定针的水平位置和垂直位置。注意如下事项：

1. 显微控制系统非工作状态时,持针臂抬高。
2. 液压系统更换时管道内不进空气,保证顺利通畅。
3. 建议显微操作时使用目镜 10 倍,物镜 20 倍。

【ICSI 操作】

(一) ICSI 时机

正常受精需要卵母细胞核成熟以及胞质成熟。胞核成熟明显标志为第一极体排出,但胞质成熟更为复杂。在自然状态下,两者应该同步,但在促排卵周期中表现非同步。在 IVF 或 ICSI 前的培养,能使胞质进一步成熟。但长期停留在 MII 阶段未受精,颗粒细胞凋亡可能使得卵子发生老化。ICSI 取卵、脱颗粒细胞、注射操作之间的最佳时间间隔尚无明确定论。建议 HCG 后 38~40 小时行 ICSI 授精。

(二) 精子制动

在精子微滴中选择形态正常的活动精子,用注射针转移到 PVP 微滴中。用 ICSI 注射针将精子的尾部中段 1/3 处垂直压在培养皿底部,快速滑动,划破尾部胞膜后精子尾远端停止摆动,近头端可仍稍有摆动,有时可见明显折痕。

(三) 注射时第一极体位置

显微注射时第一极体位于 6 点或 12 点位置,精子头或者尾先进入胞质不影响受精胚胎发育。

(四) 卵细胞质内单精子注射

将制动后的精子吸入注射针,使精子头位于注射针尖端。将含精子的显微注射针和固定针移入含卵子的微滴中。用固定针固定卵子,使第一极体位于 11~12 点位置。将 ICSI 注射针穿过透明带,进入卵母细胞胞质内。穿刺针头部过中线位置后缓慢回吸胞质液至突然加速,提示卵母细胞破膜,停止回吸,将精子慢慢注入卵子中心区域,精子头部进入胞质后,稍作停顿,再缓慢退出注射针。固定针释放卵子后退出液滴。

注射后的卵子移入培养皿内,放入培养箱,同 IVF 胚胎培养。

不推荐在注射针内同时间隔一定距离吸入多条精子进行 ICSI,虽然可以缩短注射时间,但增加了 ICSI 操作难度和风险。注意尽量减少注射入卵胞质内的 PVP。

【特殊情况处理】

(一) MI 卵

临床上约有 15% 卵子处在未成熟阶段,但因临床和技术难度,IVM 技术仍然只在少数中心作为常规操作。2010 年研究提示,经过 24 小时培养成熟的卵子非整倍体率为 100%,经 4~8 小时培养成熟时非整倍体率为 66.6%,短期(2 小时)培养成熟时非整倍体率接近正常(40.3%)。尽管使用 MI 成熟后受精的胚胎可以增加数量,但由于高的非整倍体率和临床结局不良,需要考虑非整倍体筛查。

(二) 卵子退化

ICSI 后卵子退化率可在 5%~19%,目前一般在 5% 左右。可发生在进针/出针时胞质溢出,或者第二天检查受精时胞质固缩。

2006 年研究提示,第 3 天 FSH 水平、获得成熟卵数、HCG 日 E_2 水平是卵子退化率的独立显著相关因素。发生卵胞膜突然破裂、破裂困难、抽针后无针道可能与卵子退化率增高有关,提示卵子质量差。透明带异常、细胞骨架损伤可能与卵子退化相关。脱颗粒细胞不完全时,虽然可以继续胚胎发育,但也与退化率增高有关,原因可能是注射时遮挡视线以及固定困难。

建议使用 3~5μm 内径的细针(常规使用直径 5~7μm),优点是卵胞膜损伤小、胞质吸出少、进入的 PVP 少。

前次卵胞膜突然破裂、高退化率(>20%)的卵子经过激光辅助孵化后受精率可增高,胚胎质量改善。AH 理论上可能诱发孵出时囊胚嵌顿,但尚无单卵双胎的报道。对非选择性患者 AH 后 ICSI 并无明显益处。

(三)裸卵

体外操作时透明带丢失而卵胞膜完整,或卵子生成时透明带缺如的卵母细胞称为裸卵。透明带先天缺如者可能涉及遗传异常。裸卵多数丢弃,但获卵数很少的时候可以培养至囊胚期移植并获得妊娠。2014 年研究 135 枚裸卵与正常卵子对比,受精率、卵裂率、囊胚形成率、优质囊胚率均无显著差异,解冻复苏率及活产率、孕周及出生体重无显著差异。但不建议卵裂期移植,以避免卵裂球分离。

(四)ICSI 受精失败

ICSI 完全受精失败少见,发生率为 1%~3%,但即便是精子正常时也可能发生。低受精率<30% 会在某些患者身上重复发生。

IVF 受精失败时 60%~90% 卵子不含精子核,提示主要原因是精子穿透失败;但 ICSI 受精失败时 60%~70% 的未受精 MII 卵子中可见肿胀的精子头,提示与卵子活化异常有关;其他原因还有精子头解聚异常、精子染色质解聚异常、纺锤体异常、精子星状体异常和单纯精子注射失误等。

小鼠卵活化实验(the mouse oocyte activation test,MOAT)可用来鉴别精子受精能力。受精率可分为低活化率(<20%)、中等(21%~84%)、高(>85%)。

卵子人工激活可对精子及卵子活化异常起作用。显微操作改良、物理(电)、化学方法等方案多样。

(五)圆头精子

所有精子均为圆头精子的患者临床罕见,发生率<0.1%。特征是精子头为圆形,顶体缺失,核胞膜异常,中段缺陷。DNA 碎片显著增高,但非整倍体率轻微升高。ICSI 技术出现之前,此类患者不育。但常规 ICSI 后仍受精率低,出生率低。

2013 年,34 名圆头精子症患者 AOA 化学法受精率正常。而无论是常规 ICSI 还是 AOA 后 ICSI,DPY19L2 突变患者比非突变者受精率均稍高。对部分圆头精子的患者建议部分卵子 AOA,鉴别卵子异常。

(六)不动精子

高倍镜下持续观察精子未见任何主动运动的称为不动精子。射出精子如 100% 不动,可行睾丸穿刺尽量取活动的精子。

鉴别存活精子可采用添加己酮可可碱、低渗肿胀实验、激光法或机械法折尾等,存活精子可表现为尾部肿胀或因刺激发生卷曲及抖动。

注意:经冷冻解冻后精子尾部可自发肿胀卷曲,不能直接认定为活精子。

(七)其他

针对一些受精率可能低下的特殊病例,会选取除常规 IVF 及 ICSI 之外的其他授精方式。例如一半卵子 IVF/一半卵子 ICSI 的部分 ICSI 方式,或是加精后当日去除颗粒细胞观察第二极体排出情况的补救性 ICSI,ICSI 的操作过程无特殊要求。

第六节 短时受精

【概述】

常规体外受精中精子与卵细胞共孵育的方式主要有两种:传统隔夜受精和短时受精。隔夜受精即将精卵共培养16~20小时。卵子与非生理性高浓度精子长时间的共培养,可能不利于胚胎的发育。缩短精子与卵母细胞共培养时间至2~6小时,一般为4小时,称之为短时受精。短时受精的优点,首先是避免了卵子与非生理性高浓度精子的长时间共培养;二是短时受精结合早期补救技术的应用可减少因常规IVF受精失败而周期取消的比例;三是短时受精结合早期补救技术,可获得早期卵子成熟度评估,相比传统隔夜受精卵子成熟度的评估,对临床控制性促排卵方案的实施更具有参考和指导意义。短时受精时早期拆除颗粒细胞是否增加异常受精率,研究尚无一致结论,目前尚无增加异常风险的报道,但其长远的影响仍需关注。

【适应证】

所有行常规IVF的周期。

【术前准备】

1. 提前打开工作站风机,体视显微镜及恒温热板。

2. 确认热板温度显示正常。

3. 准备不同口径的剥卵针/管(200μm、170μm、150μm)数支。

【操作程序】

1. 精卵共培养4小时后,从培养箱取出受精皿,置于恒温热板。

2. 调节显微镜,至镜下可清晰见受精液滴中的卵母细胞复合体。

3. 用剥卵针(口径170μm)将卵子从受精液滴中移出,移至未加精的液体中。

4. 待所有卵子转移结束,直接将培养皿放回原培养箱继续培养即可。如做早期拆除颗粒细胞,则跳过3、4步骤,进入第5步骤。

5. 体视显微镜下用口径170μm左右的剥卵针反复轻柔吹打卵母细胞复合体。

6. 调节体视显微镜放大倍数,并用剥卵针反复吹吸卵母细胞使其转动,以便观察卵母细胞透明带下极体数目。

7. 如卵母细胞外颗粒细胞去除情况仍不足以观察到极体数目,可换小口径的剥卵针(150μm)继续轻柔吹打卵母细胞,至镜下可辨识极体数目为止。

8. 将明显可见2个极体的卵子移出受精滴至未加精的液滴中,明确仅见一个极体或是未成熟卵子可继续留在受精滴。

9. 转移结束,将培养皿放回原培养箱继续培养。

10. 是否行补救ICSI的判断,参见第五章第七节补救卵胞浆内单精子显微注射。

【注意事项】

在转移和拆除卵子颗粒细胞过程中,如发现所用剥卵针口径过小,应立即更换较大口径的剥卵针,以免过大机械压力造成卵子损伤。

第七节 补救卵细胞质内单精子注射

【概述】

常规体外受精周期中低受精及受精失败的发生率在10%~15%,一旦受精失败,患者将可能由于没有胚胎移植而被迫取消周期。将给患者带来巨大的心理及经济压力,同时也增加了临床医师的压力。对常规 IVF 未受精卵行 ICSI 受精,从而使卵子受精并得到胚胎,这一技术称为补救 ICSI。传统的补救 ICSI 在受精后 20 小时左右实施,其效率极低。近年,短时受精早期拆除颗粒细胞结合补救 ICSI 的应用,显著改善了补救 ICSI 的临床结局。

【适应证】

采卵(ovum pick up,OPU)当日,常规体外受精失败(包括成熟卵子受精率低和完全受精失败)患者。

【禁忌证】

规定的时间内,受精(排出第二极体)卵子数达到可判断为已受精的患者。

【术前准备】

1. **常规体外受精失败的判断**　早期对卵母细胞受精与否进行准确判断是实施早期补救 ICSI 的关键步骤,目前早期判断受精与否的依据是卵母细胞第二极体的排出与否,而卵母细胞排出第二极体的时间是存在差异的,因此需要多次观察才可进行判断,常规体外受精加精后 4 小时拆除颗粒细胞,观察第二极体排出情况。

(1)1/3 以上成熟卵母细胞观察到有第二极体排出,则可判断为受精。

(2)成熟卵母细胞排出第二极体的比例少于获卵数的 1/3 时,放置于二氧化碳培养箱继续培养至加精后 6 小时,再次观察第二极体排出情况。

(3)加精后 6 小时,1/2 以上成熟卵母细胞观察到有第二极体排出,则可判断为受精。

(4)加精后 6 小时,第二极体排出的比例少于 1/2 时,需要对未排出第二极体的成熟卵母细胞实施补救 ICSI 受精。

2. **签署知情同意书**　本项技术的实施应坚持知情选择、自愿的原则,接受本项技术的患者应签署知情同意书。同时应告知患者及其家属下列信息:

(1)针对需要实施补救 ICSI 受精的患者,医师应该事先告知患者及其家属补救 ICSI 的性质、目的、意义、方法及其局限性。

(2)补救 ICSI 解决的是精卵结合障碍的受精失败,尚无法解决所有的 IVF 受精失败。

(3)对于大多数 IVF 受精失败周期,补救 ICSI 可以使卵子完成授精并获得胚胎,但妊娠率略低于正常 ICSI 妊娠率。

(4)补救 ICSI 由于是采用显微注射的方法将精子直接注射到卵子内完成受精,对形成的胚胎发育乃至子代的影响尚不能完全排除。

【操作程序】

补救 ICSI 的操作程序与卵细胞质内单精子注射操作程序相同,详见第五节卵细胞质内单精子注射。

【注意事项】

由于卵母细胞受精涉及很多步骤,如精子获能、顶体反应、精子穿过颗粒细胞、与透明带结合、穿过透明带、与卵胞质融合,最后精子核解聚、雌雄原核形成等。此过程中任何一个环节出现问题,都可能导致受精失败。目前关于常规体外受精失败的具体机制尚不清楚,因此补救 ICSI 受精也存在受精失败的风险。

第二极体误判。当极体发生碎裂或第二极体不典型时,也可能出现误判,如第二极体难以明确判断时,可延迟 1 小时观察,并结合胞质的皮质反应情况等综合判断卵子是否受精。

第八节 胚胎体外培养

一、培养体系的准备

胚胎体外培养体系的建立、改进以及优化,都是基于对胚胎体内生长环境认识的提升。胚胎体外培养的体系准备,应尽可能模拟体内的母体环境,并加以严格的控制。

(一) 培养环境

由于低氧环境有利于胚胎的体外发育,胚胎培养时所有培养液应尽可能放在 5%~6% CO_2 和 5% O_2 的条件下,以保障胚胎培养的最优气体环境。可以通过使用三气培养箱或模块化培养箱,并注入混合气体(6% CO_2、5% O_2 以及 89% N_2)来建立体外气体环境。无法提供低氧环境时,也可在 5%~6% CO_2 的单气条件下培养。

(二) 试剂与用品

1. 试剂

(1)胚胎培养液:培养液与胚胎直接接触,用于从受精卵到囊胚的全程体外培养,是实验室最常用,也是最重要的消耗品之一。常采用商品化培养液。培养液的稳定性,直接决定配子与胚胎的培养结局,应特别重视培养液的使用、存储等环节,不能影响试剂的应有性能。调节培养箱内的 CO_2 浓度设定,其目的都在于给卵子成熟与受精以及胚胎发育提供最佳的 pH 环境。

目前常用商品化培养液都是按卵子以及胚胎发育的不同时期的营养需要而配制。实际应用中,不同实验室可以采用不同的培养液,但必须在有效期前或开瓶后一定时期内使用。

(2)矿物油:为了防止水分的蒸发,目前的培养体系大多数都选用矿物油覆盖培养液的方法,保障在低湿度的环境下,培养液内的水分也不会蒸发,以恒定培养液的渗透压以及培养液内各种成分的浓度。同时,矿物油对溶解和吸附存在于空气中的挥发性有机化合物(volatile organic compound,VOC)也有一定的帮助。

(3)添加剂:蛋白成分,常用的有人血清白蛋白或血清替代品。

2. 耗材

实验室常用耗材主要有玻璃吸管及各类塑料培养皿、试管、离心管等。玻璃吸管(巴氏吸管)透光性良好,具有耐侵蚀和热可塑等优点。培养皿及离心管等主要为高分子聚氯乙烯材料,具有无色、透明、质坚、性脆、无毒、无嗅、易燃烧等特点,是胚胎培养与体外胚胎观察的最佳选择材料。常用一次性使用的耗材有:35mm×10mm 培养皿、60mm×15mm 培养皿、四孔培养皿、15ml 锥形离心管、14ml 圆底管、移液管等。实验室耗材应做好出入库管理,避免过期、破损耗材的使用。

3. 气体

胚胎培养要求使用高纯度的气体。通常使用高纯的 CO_2 气体(≥99.999%)或三气混合气(5%~6% CO_2、5% O_2、89%~90% N_2)。杂质气体会影响卵子受精与胚胎发育能力。为了确保实验室和培养箱内的空气洁净,实验室处于封闭的空间,空气从有高效过滤器的通道进入实验室。气体进入培养箱之前,再加用气体过滤器,或在培养箱内放置气体过滤装置等,使得培养箱内的气体更加纯净。

4. 设备

超净工作台、CO_2 培养箱、移液器(电动移液器和手动移液器)。

培养箱是实验室的重要设备,因控制 O_2 浓度的不同分两气和三气培养箱,三气培养箱增加了控制 O_2 浓度的氧气探头。培养箱使用前,依据商品化培养液建议使用的最优化培养条件

而设置 CO_2 浓度。使用时,需要定期检测和校正培养箱工作参数,定期更换箱内过滤器等。

二、标 准 操 作

(一)试剂配制

1. 按照胚胎数目和培养方法的差异,提前一天配制。培养微滴一般于前一日下午提前准备,以达到预温和 pH 平衡的目的。

2. 试剂配制前,登记试剂和耗材的效期与批号,严禁使用过期、未经质量控制或质量控制不合格的试剂、耗材。试剂使用前观察有无结晶、浑浊现象,如有异常不能使用。

3. 将需配制的培养液用 5ml 或 10ml 移液管转移至 15ml 锥形管内。

4. 用 1ml 移液管或加样器头或巴氏管,吸取一定量的培养液,在 35mm×10mm 培养皿或 60mm×15mm 培养皿的底部,做若干圆形培养微滴,微滴体积约 50μl。

5. 立即用 5ml 或 10ml 移液管,在培养微滴上覆盖矿物油,至培养微滴不暴露于空气中为宜,同时动作要迅速,以减少培养微滴暴露在空气中的时间。

6. 配制后放在 5%~6% CO_2、37℃、95%湿度的培养箱中平衡。

7. 已制备培养微滴的培养皿,在培养箱中平衡时间至少 6 小时,同时尽量减少培养箱的开箱次数。

(二)胚胎培养

1. 胚胎培养必须关注温度、pH 和渗透压。应确保足够数量的培养箱、减少培养箱开门的次数、培养皿在培养箱外的时间尽可能短。

2. 完成受精观察后,将受精卵放入含有胚胎培养液的培养皿中,然后放入 5%~6% CO_2、37℃、95%湿度的培养箱中继续培养,后续观察卵裂及胚胎发育情况,根据胚胎质量决定移植、冷冻或继续培养,并做好评分和胚胎去向记录。

3. 序贯培养行囊胚培养时,将第 3 天卵裂期胚胎转移至囊胚培养液中继续培养,观察囊胚形成情况,根据囊胚质量决定移植或冷冻,并做好评分和胚胎去向记录。

第九节　胚 胎 评 估

胚胎评估是胚胎实验室的重要工作。完善的胚胎评估方法的建立,有利于预测胚胎的发育与种植潜能,减少移植胚胎的数量从而有效控制医源性多胎妊娠的发生比例,并且为临床妊娠提供保障。

一、卵裂期胚胎形态学评估

(一)卵裂期胚胎形态学评估时间

1. 第 2 天胚胎形态学评估时间是受精后 43~45 小时。

2. 第 3 天胚胎形态学评估时间是受精后 67~69 小时。

(二)卵裂期胚胎形态学评估方法

1. 从培养箱中取出待评估患者的培养皿,核对姓名及卵和胚胎数目。

2. 迅速置于 37℃热台上观察胚胎分裂及形态学特征,评估及记录,挑选移植及冷冻胚胎。

3. 观察完毕后,培养皿送回培养箱继续培养。

（三）卵裂期胚胎形态学评估内容

1. 首先观察受精卵分裂情况。

2. 卵裂后的胚胎,形态学评估指标主要包括胚胎中卵裂球数目、卵裂球的均一度、胚胎碎片数量与分布、胚胎的色泽与胞质形态、透明带与卵周隙状态等。细胞分裂速度正常且质量好的胚胎往往显现出阶段特异性细胞分裂,卵裂球大小均等,无胞质碎片。通常第 2 天的胚胎(受精后 43~45 小时)应有 4 个大小相等的卵裂球,碎片<10%。第 3 天的胚胎(受精后 67~69 小时)应有 8 个大小相等的卵裂球,碎片<10%。胚胎的胞质形态很重要,胞质中出现的特征性表现如细胞颗粒粗或粗颗粒区域集聚、滑面内质网集聚、空泡等对胚胎的发育潜能的影响值得关注。

3. Alpha Executive 和 ESHRE 胚胎学专业学组(2011 年)的胚胎分级内容

（1）胚胎发育速度有特定时间轴,最优卵裂速度:第 2 天为 4 细胞,第 3 天为 8 细胞。

（2）碎片分为 3 级:轻度(<10%)、中度(10%~25%)和重度(>25%)。

（3）胚胎质量分为三级:一级良好、二级中等、三级不良。

1）一级胚胎(良好):碎片在 10% 以内,细胞大小均匀,无多核。

2）二级胚胎(中等):碎片 10%~25%,大多数细胞呈现胚胎发育阶段性大小,没有多核的现象。

3）三级胚胎(不良):碎片比例>25%,细胞严重不均一,存在多核现象。

4. 临床常用的卵裂期胚胎形态学评估分级标准,将胚胎分为 5 级,1 级最好。

（1）1 级胚胎:卵裂球大小一致,无碎片、空泡。

（2）2 级胚胎:卵裂球轻度不均,或均一性好,碎片为 10%~15%。

（3）3 级胚胎:卵裂球均一性差、有小空泡等其他形态学特征,或轻度不均,碎片为 15%~25%。

（4）4 级胚胎:卵裂球均一性差、有小空泡等其他形态学特征,碎片为 25%~50%。

（5）5 级胚胎:碎片>50%,均一性差或卵裂球 24 小时停止分裂。

5. 胚胎移植或冷冻标准

（1）根据胚胎等级顺序挑选优质胚胎用于移植和冷冻保存。

（2）卵裂期胚胎移植挑选顺序依次为细胞数、碎片数量、均一性。

（3）建议第 3 天细胞数在 6 细胞以上胚胎用于移植,优先选择 8 细胞胚胎用于移植。建议 7~12 细胞的 2 级以上胚胎用于冷冻。

二、囊胚形态学评估

（一）囊胚形态学评估时间

1. 第 5 天囊胚形态学评估时间是受精后 114~118 小时。

2. 第 6 天囊胚形态学评估时间是受精后 138~142 小时。

（二）囊胚形态学评估方法

1. 从培养箱中取出待评估患者的培养皿,核对姓名及卵和胚胎数目。

2. 迅速置于 37℃ 热台上观察囊胚形态学特征,评估及记录,挑选移植及冷冻囊胚。

3. 观察完毕后,有囊胚移植或冷冻的培养皿送回培养箱,无囊胚移植或冷冻的培养皿在完成第 6 天观察后丢弃。

（三）囊胚形态学评估内容

1. 评估囊腔形成情况并依据内细胞团和滋养层细胞形态做囊胚分级。

2. 如无囊胚形成记录细胞数或致密化情况。

3. 囊胚形态学评估标准。囊胚质量的评估主要依据显微镜下的形态学观察。常用分级标准有两种：一种是1993年Dokras等提出的简易囊胚分级标准，依据囊胚发育速度，将囊胚分为三级。目前临床常用的是1999年Gardner和Schoolcraft提出的人类囊胚分级系统，主要从囊胚的扩张状态、内细胞团和滋养层细胞的发育对囊胚形态进行分级评估，观察指标更为详尽。先使用1~6的连续数字将囊胚按照扩张程度和孵化状态进行区分。进入扩张期后的囊胚，还需对其内细胞团和滋养层细胞进行质量分级，均分成A、B、C三级。

（1）囊胚腔分期

Ⅰ期：早期有腔囊胚，囊胚腔小于胚胎体积的1/2。

Ⅱ期：囊胚腔体积大于或等于胚胎总体积的1/2。

Ⅲ期：完全扩张囊胚，囊胚腔完全占据了胚胎的总体积。

Ⅳ期：扩张囊胚，囊胚腔完全充满胚胎，胚胎总体积变大，透明带变薄。

Ⅴ期：正在孵出的囊胚，囊胚的一部分从透明带中溢出。

Ⅵ期：孵出囊胚，囊胚完全从透明带中溢出。

（2）内细胞团分级：囊胚腔分期达到Ⅲ期及以上时，做内细胞团分级。

A级（良好）：细胞数目较多，排列紧密，大小均匀，形态规则，融合，直径在60μm以上。

B级（中等）：细胞数目中等偏少，排列松散，形态不规则，直径在60μm以上，细胞大小不匀，有相当一部分没有融合。

C级（不良）：细胞数极少，明显小于正常大小。

（3）滋养层细胞分级：囊胚腔分期达到Ⅲ期及以上时，做滋养层细胞分级。

A级（良好）：细胞数目多，排列紧密，沿囊胚"赤道面"分布的细胞数明显超过10个，大小均匀，在囊胚底面的细胞全部形态清晰，大多数可见细胞核。

B级（中等）：细胞数目偏少，排列松散，沿囊胚"赤道面"分布的细胞数10个左右，大小欠均匀，在囊胚底面的部分细胞形态清晰，部分可见细胞核。

C级（不良）：细胞数极少，沿囊胚"赤道面"分布的细胞数明显少于10个，大小明显不均匀，滋养细胞与透明带之间有明显的碎片残留，囊胚底面的细胞难以辨认。

4. 囊胚移植或冷冻标准

（1）根据囊胚等级顺序挑选优质囊胚用于移植和冷冻保存。

（2）囊胚移植挑选顺序依次为囊腔扩张程度、滋养层细胞分级、内细胞团分级。

（3）建议Ⅳ期以上非CC囊胚用于冷冻。

第十节　时差显微镜培养箱的应用及参数设置

时差显微镜培养箱是一项近年来新兴的胚胎体外无干扰培养体系，是由计算机控制下的实时摄像系统对培育胚胎进行影像记录的技术，无禁忌证，所有患者胚胎均适用于时差显微镜培养箱内培养与评估。本节主要介绍时差显微镜培养箱的使用及参数设置。

一、时差显微镜培养箱概述

时差显微镜培养箱潜在优势包括如下两个方面：

（一）胚胎评估方法

常规的胚胎质量评估方法是 20 世纪 80 年代建立起来的，即光学显微镜下观察、评估胚胎。依赖于胚胎某时段影像：胚胎卵裂球数、卵裂球对称性、胚胎碎片等因素对胚胎进行分析。由于检查的影像数量和时间截点有限，传统胚胎评估方法存在局限性。例如胚胎直接分裂（从 1 个细胞分裂成 3 个细胞）和逆向分裂（2 个细胞融合）是胚胎质量较差的标志，但是此类不规则分裂无法通过传统胚胎评估方法检测。此外，研究显示约 50% 的胚胎卵裂球数目和形态会在受精后 38~42 小时内发生变化，从而导致胚胎质量评估出现偏差。分析培养 3~5 天胚胎的形态未必能反映胚胎真实的活力和发育潜力。相对于常规胚胎评价方法，时差显微镜可记录胚胎的实时发育状态。目前有 2 种时差成像胚胎分析方法：

1. 基于胚胎发育形态的基础评估 该方法记录胚胎每个发育阶段的卵裂球数目、卵裂球的对称性、胚胎空泡、多核化、及不规则分裂等，以此对胚胎进行相应分级。

2. 基于胚胎发育动力学的进阶评估 该方法通过软件记录胚胎实时影像再交由胚胎学家抓取胚胎发育各阶段的时限，搭建算法对胚胎进行评分。

3. 基于机器学习的人工智能评估 该方法通过现有的专家经验及共识将第 3~5 天胚胎影像资料交由计算机分析，自动给出胚胎分析结果，目前对于囊胚的智能评估已有大量文献报道，而对于卵裂期胚胎评估还处于探索阶段。

（二）胚胎培养条件

常规培养箱中培养的胚胎需在显微镜下进行多次形态学观察。培养箱内温度和气体成分条件的改变对胚胎培养不利。而时差显微镜培养箱中培养的胚胎不需在培养箱外观察，即胚胎封闭培养，不受外界干扰。。

时差显微镜培养箱需使用特定培养皿，以适应实时摄像系统的定位。培养皿是直接接触胚胎的载体，使用需注意：

1. 培养方式为组培养或独立培养。

2. 定位内孔内培养基的承载量。

3. 定位内孔的直径。

（三）放入时机

1. ICSI 后正常受精卵。

2. 颗粒细胞充分剥除后的 IVF 正常受精卵。

3. 解冻后卵裂期胚胎或囊胚期胚胎。

二、参 数 设 置

（一）气体浓度设置

1. 设置氧气浓度为 5%。

2. 设置二氧化碳浓度为 6%。

3. 设置气体浓度报警值为 ±1%。

（二）温度设置

1. 设置时差显微镜培养箱温度为 37℃。

2. 设置温度报警值为 ±1℃。

（三）焦平面设置

1. 在计算机系统中设置显微镜焦平面,选取最清晰的平面,定焦。
2. 设置实时摄像系统扫描层面数。
3. 扫描时间设置,设置为 10~15 分钟扫描一次。

三、时差显微镜培养箱的使用

（一）信息录入

1. 将患者姓名及 ID 号录入时差显微镜培养箱。
2. 设置患者胚胎培养天数、摄像时间间隔、曝光时间及图片像素。

（二）卵裂期胚胎评估

依据 ESHRE 胚胎专业学组(2011 版)胚胎分级为参考,从卵裂速度,卵裂球均一性、碎片占比等方面进行分级评估。ESHRE 共识:胚胎观察点设置见表 5-1。

表 5-1　ESHRE 共识:胚胎观察点设置

观察对象	时间点(受精后)	参考值
受精(2PN)	17±1	双原核出现
合子	23±1(ICS 后) 28±1(IVF 后)	50% 原核消失(20% 为 2 细胞胚胎)
早卵裂	26±1	2 细胞胚胎
第 2 天胚胎	44±1	4 细胞胚胎
第 3 天胚胎	68±1	8 细胞胚胎
第 4 天胚胎	92±2	桑葚胚
第 5 天胚胎	116±2	囊胚

（三）囊胚期胚胎评估

依据 Gardner 评分为参考,从囊胚扩展状态、内细胞团和滋养层细胞的标注对囊胚发育及形态进行分级评估。

第十一节　精子的冷冻保存

一、精子冷冻概述

精子的冷冻保存是指在超低温下(-196℃)维持精子细胞的活性的方法。精液冷冻已经有 200 多年的历史,但在最初的相当长的一段时间里,冷冻精液经过解冻后只有少数的精子可以存活,远没有达到可以临床应用的要求。直到 1949 年 Polge 发现甘油作为冷冻保护剂后,才使精液冷冻技术有了重要突破。此后 J. K. Shermen 用甘油作为冷冻保护剂,冷冻复苏后的精子可以部分存活,而且通过人工授精诞生了健康的婴儿,首次将冷冻精液应用于临床辅助生育治疗。1964 年,J. K. Shermen 报道用卵黄和甘油作为冷冻保护剂可以进一步提高妊娠率。精子冷冻技术经过不断地发展和完善,目前已经成为人类辅助生殖技术的重要组成部分。

二、精子冷冻的基本原理

精子细胞在冷冻过程中暴露在非生理条件下,不可避免地会对精子造成一定的损伤。细胞在冷冻过程中的损伤主要是由于降温时细胞内外冰晶的形成引起的。随温度的下降,细胞外的水溶液在冰点以下就会形成冰晶,冰晶形成的温度取决于溶质的浓度。胞外溶液的浓度低于0℃,随着冰晶的形成(冰晶为纯水)溶质浓度逐渐升高,冰点也逐渐下降。溶质浓度升高会加重对细胞的损伤,即所谓的"溶质效应"。同时胞内也会形成微小的冰晶,如果冰晶逐渐变大,细胞骨架和细胞器受到挤压,从而对细胞造成不可逆的机械性损伤。如果采用不合适的冷冻方法,细胞会在-60℃至-15℃之间死亡,而这正是冰晶形成的温度。温度降低会对细胞造成直接的损伤,叫冷休克损伤。这种损伤具有种属特异性。研究表明许多哺乳动物的精子对冷休克损伤较为明显。然而,对于人类精子,这种损伤效应并不突出。

细胞复温过程中,当上升到一定的温度。如果升温速度过缓,细胞内的微小冰晶可能重新结合周围的液态水形成比较大的冰晶,对细胞造成损伤。重结晶在-100℃时进行得很慢,但在-50℃以上进行得比较快。所以缓慢解冻往往会发生重结晶。细胞复苏时胞内渗透压可高达2 000~3 000mOsm/L。如果将细胞置于与体液等渗的培养液中培养,溶剂快速流入细胞,造成细胞体积急剧膨胀。但是,如果长时间置于高渗冷冻剂中,会加剧溶质效应的损害。

三、精子冷冻所需要的仪器设备

冷冻管、巴斯德吸管、冷冻保护剂、显微镜、液氮罐、冰箱、冷冻管支架、提篮以及超净工作台。

四、冷冻保护剂

冷冻保护剂是具有低分子量和高通透性的化学物质,在冷冻复苏过程中最大限度地保护细胞免受冷冻损伤。冷冻保护剂包括二甲基亚砜(dimethyl sulfoxide,DMSO)、乙二醇、丙二醇和甘油。冷冻保护剂通过降低介质的冰点,降低细胞内外的渗透压差,防止精子细胞内冰晶的形成起到保护作用。通常精子冷冻保护剂与精液样本在常温下等体积混合,然后在常温下放置10~15分钟使保护剂与精子充分平衡。甘油被广泛应用于精子的冷冻保存中。DMSO对于精子冷冻效果不好,在4℃时对精子有毒性。丙二醇则很少用到精子的冷冻保存中。蔗糖也用于精子的冷冻保存中,由于分子量较大不能通过细胞膜,在细胞外与水分子结合提高细胞外介质的渗透压,防止细胞在复苏过程中水分子快速流入细胞,造成细胞体积的急剧膨胀。

研究表明,添加蛋黄和甘油的冷冻保护剂是很有效的精子冷冻保护剂。另外也有不添加蛋黄的精子冷冻保护剂,主要成分是甘油和人血清白蛋白(human serum albumin,HSA),这种精子冷冻保护剂具有明确的化学组成,与新鲜精子相比,冷冻复苏精子在受精率和可利用胚胎率没有显著差异。

五、精子冷冻方法

快速冷冻技术最先是由Sherman提出。快速冷冻需要精液样本与液氮蒸气接触8~10分钟。精液样本先与等体积的冷冻保护剂混合,将冷冻管放在4℃冰箱中10分钟。然后放在液氮上方15~20cm处15分钟,最后把冷冻管投入到液氮中保存。由于睾丸精子数量非常少,很多新型的冷冻载体被应用于少量精子的冷冻保存,例如人透明带、冷冻环、微球粒等。目前微量精子冷冻方法尚没有大规模应用于临床,临床上仍然采用与普通精子冷冻相同的方法冷冻睾丸精子。

六、冷冻精子的复苏

精子的复苏过程与冷冻过程同样重要,要尽量避免相变的发生损伤精子细胞。通常的复苏温度为37℃。尽管可以用更高的温度加快复苏过程,但是更高的温度可能会损伤精子细胞。常用的复苏程序是37℃水浴10分钟。待精液完全解冻后,用离心的方法去除冷冻保护剂并充分洗涤精子,上游后放置在37℃、5%或6% CO_2 培养箱中一段时间,使精子完全恢复到冷冻之前的生理状态。

七、精子冷冻治疗的临床结局

Friedler 报道冷冻和新鲜的睾丸精子在受精率、卵裂率、优质胚胎率、着床率和临床妊娠率方面没有显著差异。对于附睾精子的冷冻 ICSI 结局,与新鲜附睾精子没有显著差别。精液样本冷冻与新鲜精液的 ICSI 受精率和临床妊娠率也没有显著差异。

八、结　　论

临床数据显示,低温冷冻可以有效保护精子功能,与新鲜精子在受精率、可利用胚胎率以及临床结局方面没有显著差异。

第十二节　卵母细胞的冻融

卵母细胞冷冻的历史和现状

自 1986 年澳洲首次报告卵母细胞冷冻合并体外受精-胚胎移植成功妊娠以来,给予了人们无限的希望。相对于胚胎冷冻,早期卵母细胞的冷冻结局并不理想,复苏率和发育潜力较低,冷冻损伤是卵母细胞冷冻保存的主要障碍。21 世纪初,随着玻璃化冷冻技术的发展和成熟,并通过卵细胞质内单精子注射技术克服透明带硬化问题,使得卵母细胞冷冻 IVF-ET 技术拥有了较高的成功率而迅速推广。2012 年,美国生殖协会正式批准人类卵母细胞技术进入临床应用阶段。

【适应证】

1. **取卵日无精子** 在 IVF 过程中,取卵日若男方因各种原因无法取精,或者无精症患者 TESE/MESA 也未找到成熟精子,可以选择冻存卵母细胞。不仅可以将珍贵的卵母细胞保存下来,还可以避免保存胚胎带来的伦理问题。

2. **女性生育力保存** 年轻女性在罹患恶性肿瘤需要进行放疗或化疗等导致卵巢功能早衰的治疗前,可以将卵母细胞进行冻存,以备疾病治愈后妊娠所需。

【冷冻方法】

目前大部分卵母细胞冷冻均采取玻璃化冷冻方法。

实验室的准备:

(1)解冻前仔细核对冻融卵子移植手术计划通知单、解冻移植知情同意书、卵子冷冻储存位置登记本上患者双方信息、病历号、取卵及冷冻时间、解冻数目等信息是否一致。

（2）信息核对无误后，填写卵子解冻记录单，并在卵子冷冻记录本和电子表格上核销患者拟解冻的载杆序号。

（3）准备卵子解冻需要的耗材：四孔板、3037 培养皿、巴斯德吸管等。

（4）准备卵子解冻需要的试剂：包括解冻液及 IVF-Plus 液等。

【操作程序】

在内膜转化当日行冷冻卵子的复苏，并采用卵细胞质内单精子注射完成受精。

1. 卵子玻璃化冷冻前的准备

（1）根据患者冷冻信息填写卵子冷冻表、卵子冷冻储存位置登记本以及冷冻储存位置的电子表格。

（2）制作卵子冷冻载杆，确保每位患者的冷冻编号具有唯一性。每位患者的冷冻载杆上必须注明冷冻罐号-提篮号-载杆序号、夫妻双方姓名等，并填写电子版冷冻储存位置信息并保存。

（3）准备卵子冷冻需要的其他耗材：3001 培养皿、3003 培养皿、3037 培养皿、巴斯德吸管、定时器、液氮桶、支架、镊子等。

（4）准备卵子冷冻需要的试剂：取出加藤玻璃化冷冻试剂（包括 ES、VS 液），室温平衡60 分钟；准备 G-MOPS PLUS 3ml，置非 CO_2 培养箱预温。

2. 卵子玻璃化解冻前的准备

（1）解冻前仔细核对解冻移植手术计划通知单、解冻移植知情同意书、卵子冷冻储存位置登记本上患者双方信息、病历号、取卵及冷冻时间、解冻数目等信息是否一致。

（2）信息核对无误后，填写卵子解冻记录单，并在卵子冷冻记录本和电子表格上核销患者拟解冻的载杆序号。

（3）准备卵子解冻需要的耗材：四孔板、3037 培养皿、巴斯德吸管等。

（4）准备卵子解冻需要的试剂：①从冰箱取出加藤解冻液，将 0.5ml 1 号解冻液加入3037 培养皿内圈，置于 37℃培养箱中预热 60 分钟；在四孔板的 1~4 号孔中依次加入加藤解冻 2 液、2/3 液（0.25ml×2 液+0.25ml×3 液）、3 液和 4 液各 0.5ml，室温平衡约 60 分钟。②分别在 3 个 3037 皿的内圈加入 1ml 过夜平衡的 IVF-Plus 液，其中一个皿覆盖矿物油，均放入 37℃、6% CO_2 培养箱中待用。

【操作程序】

1. 卵子玻璃化冷冻法（全程室温下操作）

（1）在 3003 皿的皿盖配制 G-mops-plus 及 ES 微滴待用，其中 G-mops-plus 液滴 1 个，ES液滴 3 个（ES1、ES2、ES3），各约 20μl，G-mops-plus 液滴与 ES1、ES2 呈等边三角形紧密排列。

（2）在 3001 培养皿中加入预温的 G-mops-plus 2ml，将已脱颗粒的成熟卵子移入，漂洗去油。

（3）漂洗去油后的卵子移至 3003 皿盖的 G-mops-plus 液滴。1 分钟后将 G-mops-plus 与ES1 连线，计时 2 分钟；在 G-mops-plus 与 ES1 连线的中点与 ES2 液滴再次连线，计时 2 分钟；将卵子移至 ES3，室温下放置 5 分钟。

（4）卵子置于 ES3 期间，在 3003 皿盖继续配制 VS 液滴 3 个（VS1、VS2、VS3）。

（5）5 分钟后，将卵子从 ES3 中移至 VS 液滴，从 VS1 到 VS3 依次漂洗数次，至最后一个VS 液滴停留，准备装载，在 VS 液中的总时间需要>90 秒，<120 秒。

（6）将 0.5μl 含卵子的 VS 液置于冷冻载杆上，迅速投入液氮，并移入液氮罐。

2. 卵子玻璃化解冻法

（1）准备好液氮，从液氮罐中取出拟解冻的卵子冷冻载杆。

（2）快速从液氮中取出载杆，拔下载杆帽，迅速放入预热的解冻1液内，体视显微镜下确认卵子落入液体中，停留1分钟，此步骤在37℃热台操作。

（3）接下来均在室温工作台上操作。依次将卵子移入解冻四孔板的1孔（加有2液）、2孔[2/3液（0.25ml×2液＋0.25ml×3液）]、3孔（3液）和4孔（4液）中，每孔停留时间均为3分钟。

（4）4号液内停留结束后，将卵子转移至装有IVF-Plus液的3037培养皿（预平衡且未覆盖矿物油）中轻轻漂洗数次，再将卵子转移至另一个3037培养皿（未覆盖矿物油）中置于37℃、6%CO_2培养箱中10分钟。

（5）10分钟后将卵子转移至最后一个3037培养皿（覆盖矿物油），继续培养2~3小时，待ICSI操作。

胚胎移植操作程序同本章第四节。

【注意事项】

作为人体内最大的单细胞，卵子冻融有其特殊性。卵子胞质内的纺锤体非常容易受周围环境的影响，一旦发生不可逆性损伤，就有可能产生非整倍体，直接影响卵子复苏后的受精和发育潜力。另外，卵子体积大，细胞内水占比大，更容易发生冰晶，损伤胞内细胞器尤其是细胞骨架等微管系统，这些是影响卵子冻融结局的关键因素。因此，卵子冷冻过程中的脱水要慢，需要增加一个中间浓度的冷冻保护剂逐步脱水，以缓解细胞外高浓度冷冻保护剂引起的细胞内水快速外流，避免纺锤体位置形态改变。卵子冷冻时间较胚胎冷冻耗时长，也是为了充分置换细胞内水，尽可能减少冰晶形成；而在复苏卵子时则强调要极快速复温，避免重结晶对细胞器尤其是纺锤体结构的损伤。

对于计划性的卵子冷冻，最好在取卵后2小时内脱颗粒（扳机后38小时内），脱完颗粒即可动手准备卵子冷冻。但是对于取卵日因无法得到精子而选择冷冻卵子的，多已无法满足最佳脱颗粒和冻卵时间，只能尽可能快地完成卵子脱颗粒和冷冻。

复苏后的卵子，因其结构和功能尚不稳定，需在6%CO_2、37℃培养箱内培养2~3小时再行ICSI。对复苏后卵子的操作也需要格外轻柔。ICSI时，一次注射卵子数量不要多，尽量减少卵子在外的暴露时间。注射时，进针、注射精子、破膜、拔针等动作尽可能轻柔。对冻融卵子形成的胚胎，建议在移植前行辅助孵化。

第十三节　卵裂期胚胎的冷冻与解冻

卵裂期胚胎冷冻是辅助生殖技术中必不可少的重要组成部分。目前应用最广泛的是4~8细胞期（即胚胎发育的第3天，第3天胚胎）的胚胎冷冻。有程序化冷冻和玻璃化冷冻两种方法。

一、程序冷冻法

该方法主要是利用冷冻保护剂，将配子或胚胎进行缓慢冷冻，降温速率控制在0.2~0.8℃/min。室温下将胚胎在低浓度的冷冻保护剂溶液中预平衡，然后放置在终浓度的冷冻液中，将胚胎按照液-气-液的顺序装入载杆，插入相应载杆头，放入程序冷冻仪中。按照冷冻仪内预设程序进行逐步、缓慢的降温。在缓慢降温的过程中使细胞充分脱水，并在−8~−6℃

时植冰;然后再以 0.3℃/min 速度待温度降至-70～-35℃,最后投入液氮中。该方法的优点是冷冻保护剂浓度低,对胚胎损伤小。但需要复杂的降温设备,冷冻操作时间比较长。

卵裂期胚胎程序化冷冻和解冻流程如下:

(一) 材料、用具和仪器设备

无菌培养皿、10ml 移液管、尖吸管、0.25ml 冷冻载杆、吸胚枪、止血钳、镊子、液氮罐、CO_2 培养箱、超净工作台、体视显微镜、计时器、程序冷冻仪及其附属设备(文末彩图 5-6)。

(二) 冷冻液(F)和解冻液(T)

F1:20%HSA+PBS

F2:20%HSA+PBS+1.5mol/L 丙二醇(1,2-propanediol,PROH)

F3:20%HSA+PBS+1.5mol/L PROH+0.1mol/L 蔗糖

T1:20%HSA+PBS+1mol/L PROH+0.2mol/L 蔗糖

T2:20%HSA+PBS+0.5mol/L PROH+0.2mol/L 蔗糖

T3:20%HSA+PBS+0.2mol/L 蔗糖

T4:20%HSA+PBS

(三) 程序化冷冻流程

1. 核对患者夫妇姓名、编号和冷冻胚胎数目,需完全一致。

2. 用尖吸管将卵裂期胚胎转移至冷冻液 F1 中,静置 5 分钟。

3. 将胚胎移入 F2 中静置 15 分钟。

4. 将胚胎移入 F3 中静置 15 分钟。

5. 在 F3 时间内,按照液-气-液的顺序将 2～3 枚胚胎装入载杆,插入相应载杆头。然后放入程序冷冻仪中。

6. 按照 3 根载杆/孔放入冷冻仪中开始冷冻程序。

7. 冷冻仪中冷冻程序起始温度为 20℃,以-3.0℃/min 的速度降至-7℃。

8. 手动植冰(seeding),植冰温度:-7℃。

9. 植冰后以每分钟-0.3℃的速度降温至-30℃。

10. 再以每分钟-30℃的速度降温至-150℃。

11. 程序结束后收集载杆于液氮罐中永久存放和保存待用。

(四) 程序化解冻流程

1. 核对患者胚胎冷冻协议书与胚胎冷冻信息卡是否一致。

2. 准备解冻设备、试剂和耗材,并将患者的冷冻胚胎载杆从液氮罐中取出,转移到小型液氮桶内,运到实验室。

3. 将装有胚胎的载杆,从液氮中取出并在空气中停留 40 秒。

4. 将载杆放入 34℃左右的无菌温水中孵育 1 分钟,待冷冻液完全融化。

5. 将载杆从温水中取出,用无菌纱布轻轻拭去载杆外壁的水珠。

6. 用无菌手术剪剪掉麦秆封口,使胚胎释放到显微镜下的培养皿中。

7. 用尖吸管迅速找到胚胎并转移到 T1 中 5 分钟。

8. 分别依次转入 T2、T3、T4 液中各 5 分钟。

9. 放到 37℃温箱内 10 分钟。

10. 观察胚胎形态,并根据患者的年龄和医嘱,将 1～2 枚胚胎转入移植皿待移植。

二、玻璃化冷冻法

玻璃化冷冻是将高浓度的低温保护剂在超低温环境下由液态直接冻结为无结构的极其黏稠的玻璃状态或无冰晶结构的固态,在细胞内发生玻璃化起到保护作用。胚胎玻璃化冷冻大大提高了冷冻速率,使细胞迅速渡过温度危险区,没有冰晶形成,减少了对胚胎及基因的损害,提高了冷冻复苏率和妊娠率。与传统程序化冷冻相比,玻璃化冷冻具有简便、经济、快捷等优点。目前,玻璃化冷冻是大部分辅助生殖实验室常用的冷冻方法,一般采用商品化的冷冻液和载体。

玻璃化冷冻和解冻方法:

(一) 材料、用具和仪器设备

60mm 圆形培养皿、四孔培养皿、转移胚胎用尖吸管或剥卵针(stripper)、镊子(或止血钳)、签字笔、热封口仪、2ml 吸量管、冷冻标签、玻璃化冷冻载体(开放式和封闭式)、保温桶、液氮操作盒、菊形杯、铝支架、计时器、二氧化碳培养箱、超净工作台、体视显微镜(带热台)。

(二) 玻璃化冷冻液和解冻液

玻璃化冷冻液商品化套装。

(三) 玻璃化冷冻流程

1. 冷冻前准备

(1)制作冷冻信息卡,卡片上须注明患者夫妻双方的姓名、冷冻日期、冷冻编号、胚胎类型、形态、数目和长期储存位置。

(2)打印冷冻标签。标签上须注明患者夫妻双方姓名、冷冻日期和冷冻编号。

(3)冷冻前核对胚胎数目、形态和相关患者夫妇信息。

(4)准备液氮操作盒、冷冻载杆、热封口仪和镊子,放到相应的操作台上。

2. 冷冻皿的准备

(1)将玻璃化冷冻液套装从冰箱中取出,置超净工作台内,室温平衡 30 分钟。

(2)取 60mm 圆形培养皿,签字笔底部画线,一分为二。上部标平衡液(equilibrium medium,EM),下部标玻璃化液(vitrification medium,VM)。

(3)用 2ml 的移液管吹吸数次,混匀;上部加入平衡后的 EM 液 200~300μl,下部加入平衡后的 VM 液 200~300μl。玻璃化冷冻液滴制备如图 5-7 所示。

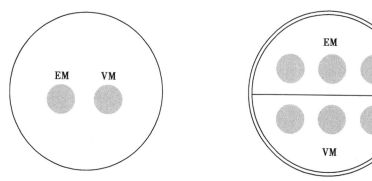

图 5-7　玻璃化冷冻液滴制备

3. 冷冻操作步骤

(1)核对冷冻标签、冷冻信息卡和冷冻胚胎患者的夫妇姓名、冷冻日期、编号、胚胎类型和胚胎数目等是否一致。

（2）根据胚胎冷冻数目和杆数，选择合适的冷冻载杆并贴上冷冻标签（双签）。

（3）室温下，将2~3枚卵裂期胚胎转移至平衡液（EM）中。

（4）转入EM液后，至少挪移3个位置洗涤，使其充分接触EM液，平衡5~10分钟。

（5）室温下，先用VM液润洗尖吸管，将EM中的胚胎转入VM液，至少挪移3个位置洗涤，使其充分接触VM液。

（6）室温下，在40~60秒内将VM液中的卵裂期胚胎转移到冷冻载体前端薄片上，并迅速浸入液氮中，装管。

（7）将冷冻完毕的载杆按照事先编好的位置存放于液氮罐中储存备用。玻璃化冷冻载杆和胚胎位置如文末彩图5-8所示。

（四）玻璃化解冻流程

1. 解冻前准备

（1）根据冷冻协议书和冷冻信息卡，打印解冻标签。标签上须打印患者夫妻双方姓名和解冻日期。

（2）核对冷冻协议书、冷冻信息卡和解冻标签。核对患者夫妻双方姓名、冷冻日期、编号、冷冻胚胎类型和冷冻胚胎数是否一致。

（3）解冻前将载有胚胎的载杆从液氮罐中取出，放到液氮盒里，转移至操作台。

2. 解冻皿准备

（1）将玻璃化解冻液套装取出，置于超净工作台内，室温平衡30分钟。

（2）取60mm圆形培养皿，正中间加入平衡后的解冻液（thawing solution，TS）200~300μl，置于37℃，热台上备用。

（3）取四孔培养皿，左上角分别标记稀释液（Diluent Solution，DS）、洗涤液1（washing solution 1，WS1）和洗涤液2（washing solution 2，WS2）。分别对应加入平衡后的DS、WS1、WS2液各300~500μl。贴上解冻标签，室温放置备用。玻璃化解冻皿制备如文末彩图5-9所示。

3. 解冻操作步骤

（1）核对解冻标签、冷冻载杆上标签和冷冻信息卡，完全一致后进入下一步。

（2）将冷冻载杆从外套管中取出（始终处于液氮中），将其前端（装有胚胎）快速浸入37℃热台上的TS液中晃动；在显微镜下寻找胚胎，直至胚胎完全掉入液滴中；计时，37℃放置1分钟。

（3）关闭热台，DS液中润洗尖吸管，将胚胎转入DS液中，室温放置3分钟。

（4）先在WS1液中润洗尖吸管，将胚胎转入WS1液中，室温放置5分钟。

（5）先在WS2液中润洗尖吸管，将胚胎转入WS2液中，室温放置5分钟。

（6）观察胚胎解冻后的情况，评价胚胎损伤和移植价值。

（7）根据患者的年龄和医嘱，将1~2枚适合移植的胚胎转入移植皿待移植。玻璃化解冻步骤如文末彩图5-10所示。

第十四节　囊胚冷冻与解冻

随着胚胎培养系统的不断完善，许多生殖中心开展了单囊胚移植技术。高效稳定的囊胚冷冻技术是进行囊胚移植的基础技术保障。囊胚的优势之一在于细胞数多，尤其是滋养细胞层细胞，在冷冻和解冻过程中损伤少量细胞对胚胎发育能力影响小。自 1985 年 Cohen 等首次报道人囊胚冷冻复苏移植妊娠以来，已有许多囊胚复苏移植成功的报道。

一、影响囊胚玻璃化冷冻的因素

(一) 人工皱缩

由于囊胚腔内含有大量液体，对囊胚进行冷冻时若脱水不充分易形成细胞内冰晶，造成冷冻损伤。因此在玻璃化冷冻前可以采取人工皱缩(artificial shrinkage)的方法使囊胚腔内液体流出，囊胚腔塌陷，从而提高囊胚冷冻后复苏的存活率。目前最常使用的人工皱缩方式是激光脉冲法。

激光法简便、快速、高效。在远离内细胞团的位置，选取滋养细胞较薄处，在滋养细胞连接处用激光打孔。一般在 5 分钟内囊胚腔完全皱缩。应用激光脉冲和显微针穿刺进行人工皱缩在存活率、临床妊娠率和着床率方面没有差异。

(二) 冷冻前囊胚选择

1. 卵裂期胚胎质量及囊胚质量　研究显示卵裂期的胚胎质量影响囊胚冷冻结局。来源于优质胚胎(卵裂期碎片<30%)的囊胚存活率、着床率和继续妊娠率显著高于来源于形态较差的卵裂期胚胎(碎片 30% ~ 50% 或分裂球不均匀)的囊胚。囊胚扩张程度、内细胞团(inner cell mass，ICM)评分和滋养外胚层(trophectoderm，TE)评分均对新鲜周期第 5 天单囊胚移植的妊娠结局有显著影响，其中最重要的预测指标是 TE 评分。强壮的滋养细胞层对胚胎的发育是必需的，只有这样才能保证囊胚顺利的孵化与着床。因此，在冷冻囊胚时应选择内细胞团清晰，滋养细胞发育良好(Gardner 评分均在 CC 以上)的囊胚进行冷冻。

2. 囊胚发育速度　囊胚发育速度对 IVF 的妊娠结局有重要影响。新鲜周期囊胚移植结果显示第 5 天囊胚移植的妊娠率和着床率均高于第 6 天囊胚移植。然而，复苏周期囊胚移植的研究结果显示，不论慢速冷冻还是玻璃化冷冻囊胚，如果第 5 天和第 6 天囊胚的冷冻标准相同，复苏后存活率、临床妊娠率和流产率均无显著差异。北京大学第三医院 2012 年数据显示，无论是新鲜囊胚移植周期，还是解冻后经囊胚培养行囊胚移植周期结果均显示第 5 天囊胚移植的临床妊娠率显著高于第 6 天的囊胚移植。但解冻囊胚的临床妊娠率，与其冷冻时间(第 5 天或第 6 天)并无相关，可以得到相似的临床妊娠率(40.63% *vs.* 41.21%)，少量囊胚在第 7 天若发育到 4 期(依照 Gardner 的囊胚形态评价标准)经冻融后依然可以获得较好的妊娠结局(解冻 10 例，6 例获得临床妊娠)。由此可见，新鲜周期第 6 天囊胚移植临床结局相对较差的原因主要在于子宫内膜的容受性与胚胎发育之间的差异造成的。

(三) 复苏后辅助孵化

冷冻会使胚胎透明带硬化，从而影响复苏后囊胚的孵出。辅助孵化是通过机械法、化学法或者激光法对胚胎透明带实施薄化、开孔或者部分切除处理，以帮助囊胚从透明带中孵出而提高胚胎着床率的一种辅助生殖技术。常用的辅助孵化方法有机械法、酸化法、酶消化法和激光法等。研究表明在囊胚复苏移植前进行辅助孵化有助于提高囊胚妊娠率和着床率。辅助孵化的弊端在于激光产生的热效能可能会引起囊胚损伤或者辅助孵化局部薄弱的透明带引起囊胚孵出嵌顿。此外，辅助孵化的应用是否会导致单卵双胎的发生率增加也一直为大家所关注。因此，我们在辅助孵化时应谨慎选择孵化位点和时机。

（四）复苏后扩张速度

囊胚复苏后，囊腔常在数小时内扩张，这是判断囊胚存活的标准。多在复苏后 2~6 小时观察囊腔扩张的情况，也有报道在复苏后培养 24 小时移植。复苏后囊腔的扩张速度是预测其活性的重要指标。复苏后扩张越快，复苏囊胚的预后越好。复苏后 2~4 小时囊腔扩张 >50%的囊胚移植后妊娠率和着床率均高于扩张速度慢的囊胚。

二、安 全 性

目前研究证实玻璃化囊胚冷冻是一种安全的胚胎冷冻保存措施，可获得较高的胚胎存活率、妊娠率和着床率，新生儿缺陷发生率与新鲜周期结果相似。

三、囊胚的玻璃化冷冻及复苏

（一）材料和用具

1. 四孔培养皿。

2. 巴斯德吸管。

3. 转移胚胎用吸管。

4. 玻璃化冷冻载体。

5. 0.22μm 无菌过滤器。

（二）仪器设备

1. 液氮罐。

2. 二氧化碳培养箱。

3. 超净工作台。

4. 体视显微镜(有热台)。

5. 保温桶。

6. 计时器。

（三）冷冻液

1. **基础液** 4-羟乙基哌嗪乙磺酸-人输卵管液(HEPES-human tubal fluid，HEPES-HTF+20%HSA)。

2. **冷冻液 1(EM)** HEPES-HTF+7.5%DMSO+7.5%EG+20%HSA。

3. **冷冻液 2(VM)** HEPES-HTF+15%DMSO+15%EG+0.65M 蔗糖+20%HSA。

（四）解冻液

1. **基础液** HEPES-HTF+20%HSA。

2. **解冻液 1(T1)** HEPES-HTF+0.33M 蔗糖+20%HSA。

3. **解冻液 2(T2)** HEPES-HTF+0.2M 蔗糖+20%HSA。

（五）冷冻流程

1. 打印冷冻协议书及冷冻标签。标签上注明患者夫妻双方姓名、冷冻日期及冷冻胚胎数。

2. 冷冻前将囊胚进行人工皱缩。

3. 将囊胚玻璃化冷冻液置于 37℃温箱内预热，30 分钟后使用。

4. 准备好冷冻载体(贴好冷冻标签)，准备好装有液氮的保温桶。

5. 将冷冻液至于 37℃热台上。

6. 将 1~2 枚人工皱缩后的囊胚转移至基础液中 1 分钟。

7. 将囊胚从基础液转入 EM 液中 2 分钟。

8. 将囊胚从 EM 液转入 VM 液中,在 30~40 秒内将囊胚置于冷冻载体上,迅速浸入液氮,装管,保存。

(六) 解冻流程

1. 患者的准备　解冻囊胚的患者,无论冻前胚胎是在第 5 天、第 6 天,甚至第 7 天形成的囊胚,均在 B 超监测排卵后第 5 天解冻移植。人工周期患者在内膜转化后第 6 天解冻移植。

2. 实验室流程

(1)核对囊胚冷冻保存知情同意书。

(2)将玻璃化冷冻复苏液置于温箱内,预热至 37℃。

(3)将解冻皿置于 37℃ 热台上。

(4)将冷冻载杆从外套管中取出,将其前端(装有囊胚)浸于 T1 液中,在显微镜下寻找囊胚,37℃ 放置 2 分钟。

(5)将囊胚转入 T2 液,3 分钟。

(6)将囊胚转入基础液中 5 分钟。

(7)将囊胚挪入事先准备好的培养滴内,清洗后移入培养滴内。

(8)将囊胚行辅助孵化后培养至移植。

(9)培养 2 小时后观察囊胚扩张情况,评价损伤及移植价值。如 2 小时后仍未扩张建议培养 24 小时再观察,如仍未扩张,放弃移植。

第十五节　辅 助 孵 化

【概述】

辅助孵化是利用物理或化学的方法人为地在胚胎的透明带上制造一处裂隙或缺损,有利于胚胎从透明带内"破壳"而出,或使透明带溶解消失,以达到帮助胚胎孵化促进胚胎植入的目的,增加着床的可能性,以提高临床妊娠率。

1991 年,Cohen 的实验室使用酸化的方法对人类体外培养胚胎成功地进行了辅助孵化。经过辅助孵化之后的胚胎,其植入率虽然有所改善,但与对照组相比,并无统计学上的差异。进一步的观察和分析表明:辅助孵化并不是对所有的患者和所有的胚胎都有提高植入率的作用,而仅是对于那些因某种原因导致自身孵化困难的胚胎有帮助。

【适应证】

虽然不同的 IVF 中心对辅助孵化指征的掌握有所不同,但总的说来,在决定某个胚胎是否需要进行辅助孵化时,通常考虑的因素包括:母体的年龄、FSH 水平、IVF 治疗史、胚胎自身质量、胚胎自身发育速度、透明带的厚度、均匀度以及形状等(具体详见第四章第十二节)。

【方法】

包括机械法、化学法以及激光法。目前激光辅助孵化(laser assisted hatching,LAH)技术是最广泛应用于临床的辅助孵化技术,其具备定位准确、胚胎暴露时间短、操作时间短等三大优势,且通过大量研究表明,激光法比酸化法和机械切割法更安全、更有效。

1. 化学法　包括酸化法和酶消化法。

（1）酸化法：是在显微操作下，将显微孵化针对准卵裂球与透明带的间隙之间，将泰诺酸吹出 5~15μl，溶解透明带，可在透明带上产生一个直径 20~30μm 的缺口，或将透明带局部减薄，达到孵化孔径后回吸泰诺酸液，孵化完成后反复冲洗胚胎。

（2）酶消化法：对透明带的溶解程度较酸化法弱。采用含 0.5% 的链霉蛋白酶培养液消化 25~30 秒，当体外观察到透明带变薄时，即要迅速地将处理后的胚胎转移到体外操作液冲洗 4~5 遍，再转入培养基中放置 1~2 小时移植。通过蛋白酶消化透明带使其变薄，利于囊胚的孵出。

2. 机械切割法　Cohen 等首次采用机械切割法（partial zona dissection，PZD）进行辅助孵化。是在显微操作下，胚胎固定于 Holding 针上，将显微辅助孵化针穿过卵裂球与透明带的间隙，在透明带上形成"+"字状切割口，培养 2 小时后进行胚胎移植。

3. 激光法　Tadir 和 Palankar 两个小组首次采用激光法对胚胎进行辅助孵化。激光具有激光能量高、作用范围小的特点，可迅速将透明带溶解。胚胎激光辅助孵化通常采用胚胎透明带打通法或透明带外层削薄法来减少胚胎在孵出时受到的来自透明带的阻力。

（1）所需仪器及耗材：激光破膜仪。

（2）操作方法：将准备移植的胚胎全部转移到一个体外操作皿的微滴中，在低倍镜下寻找需要辅助孵化的胚胎。将物镜转到专用激光物镜下，打开激光发射器的锁定水平位，调节激光发射时间，深度为透明带厚度的 50%~80%，长度为 1/4 透明带周长，薄化带选择卵周隙相对较大或碎片相对集中的区域，一次操作需在 9~18 毫秒内完成，点击发射键完成辅助孵化过程。薄化后继续培养 2~3 小时后移植。

（3）特点：激光法辅助孵出操作简单、方便、操作时间短。激光法辅助孵化胚胎的局部具有高温效应，其对胚胎体外发育及胚胎孵出的影响尚未得到证实。透明带打通法是使用激光辅助孵化仪将部分透明带熔解，使其形成一个 30~40μm 的通道，但是胚胎透明带打通法使得胚胎卵裂球过早与外界环境接触，增加了外部环境对卵裂球伤害的概率，同时还有丢失卵裂球的可能性。

目前多数中心使用激光辅助孵化系统，对新鲜周期可移植胚胎或者冷冻复苏胚胎透明带通过激光削薄法进行辅助孵化。

第十六节　囊 胚 培 养

适宜的胚胎培养条件下，延长胚胎培养时长至囊胚阶段，有利于进一步筛选出发育潜能好的胚胎。囊胚期胚胎移植符合生理情况。劣质胚胎的囊胚培养进而囊胚冷冻，也是增加可移植胚胎数量、提高卵子和胚胎利用率的有效手段。但囊胚培养也有一定风险，对胚胎体外培养条件要求较高，囊胚培养质量受到空气质量、培养箱与培养液质量、胚胎操作等影响，如果囊胚形成不良，可导致移植取消率增加，可供冷冻保存的胚胎数量减少。

一、培养体系的准备

（一）培养环境

胚胎培养的气体环境中，CO_2 的浓度主要是为了调节培养液的 pH。囊胚培养时期，低氧环境下囊胚的形成比例增加，有更多的胚胎体外发育到囊胚，此时胚胎也具有更多的内细胞团细胞和能够在移植后着床。

囊胚培养建议放在 5%~6% CO_2 和 5% O_2 的三气条件下进行。

（二）试剂与用品

1. 试剂

（1）囊胚培养液：采用序贯培养方式时，囊胚培养时换用囊胚培养液。常采用商品化培养液。

（2）矿物油：囊胚培养液滴体积较小，为了防止水分的蒸发，培养体系中需要选用矿物油覆盖培养液，以恒定培养液的渗透压以及培养液内各种成分的浓度。

（3）添加剂：蛋白成分，常用的有人血清白蛋白或血清替代品。

2. 耗材　常用耗材是一次性使用的塑料制品：35mm×10mm 培养皿、60mm×15mm 培养皿、四孔皿、15ml 锥形离心管、14ml 圆底试管、移液管等，以及玻璃巴氏吸管。

3. 气体　囊胚培养要求使用高纯度气体。依据三气培养箱的进气方式，可以使用高纯三气混合气（5%~6% CO_2、5% O_2、89%~90% N_2），也可以 CO_2 气体（≥99.999%）和氮气单独供气。

4. 设备　超净工作台、二氧化碳培养箱（建议三气培养箱）、电动移液器和洗耳球。

二、标准操作

（一）试剂配制

1. 按照胚胎数目和培养方法的差异准备试剂，通常在第 2 天、第 4 天的下午分别配制囊胚培养液，用于卵裂期胚胎到囊胚以及第 5 天囊胚到第 6 天囊胚的试剂更换。

2. 试剂配制前，登记试剂和耗材的效期与批号，严禁使用过期、未经质量控制或质量控制不合格的试剂、耗材。试剂使用前观察有无结晶、浑浊现象，如有异常不能使用。

3. 将需配制的囊胚培养液用 5ml 或 10ml 移液管转移至 15ml 锥形管。

4. 用 1ml 移液管或加样器头或巴氏管，吸取一定量的培养液，在 35mm×10mm 培养皿或 60mm×15mm 培养皿的底部，做若干圆形培养微滴，微滴体积约 25μl。

5. 立即用 5ml 或 10ml 移液管，在培养微滴上覆盖矿物油，至培养微滴不暴露于空气中为宜，动作要迅速，以减少培养微滴暴露在空气中的时间。

6. 配制后放在 5%~6% CO_2、5% O_2、37℃、95%湿度的培养箱中平衡，以达到预温和气体平衡的目的。

7. 已制备培养微滴的培养皿，在培养箱中平衡时间至少 6 小时，同时尽量减少培养箱的开箱次数。

（二）胚胎培养

1. 行囊胚培养时，将第 3 天卵裂期胚胎转移至囊胚培养液中，放入 5%~6% CO_2、5% O_2、37℃、95%湿度的培养箱中继续培养，第 5 天观察囊胚形成情况，根据囊胚质量决定移植、冷冻或继续培养，并做好评分和胚胎去向的记录。

2. 第 5 天仍有剩余胚胎继续行囊胚培养时，将第 5 天胚胎换至新配制的囊胚培养液中，放入 5%~6% CO_2、5% O_2、37℃、95%湿度的培养箱中继续培养，第 6 天观察囊胚形成情况，根据囊胚质量决定是否冷冻，并做好评分和胚胎去向记录。

第十七节 胚胎植入前遗传学诊断

目前胚胎植入前遗传学诊断主要有在囊胚阶段进行滋养外胚层细胞活检，以及对活检细胞进行遗传学检测两个基本步骤。

【囊胚滋养外胚层活检】

1. 活检前准备 确保倒置显微镜、显微注射仪、激光破膜仪和恒温台等工作正常。准备好工作培养液(体外操作缓冲液和囊胚培养液)、矿物油、活检针，固定针(外径 30μm)。活检前准备活检培养皿，培养皿盖上用标记笔写上患者的名字及活检胚胎的序号，在培养皿底部用钻石笔编号及刻上患者的姓名，工作液体准备时行双人核对。

2. 活检操作程序

(1)在受精后第 5 天早上观察囊胚生长情况，将处于 Gardner 囊胚评分标准 3BB 级别以上的胚胎进行辅助孵化。待当天下午囊胚的滋养外胚层部分孵出后进行活检。对于发育迟缓的胚胎可以在第 6 天上午再次进行观察后行辅助孵化，待其滋养外胚层部分孵出后进行活检。

(2)注意选择激光打孔的位置时应该在远离内细胞团的地方进行。5~6 期的囊胚可直接对孵出的部位进行活检。

(3)囊胚行透明带打孔 4~6 小时后会有部分滋养外胚层细胞从透明带的开孔处膨出。用固定针固定囊胚透明带，使其膨出部分位于容易进行活检操作的 3 点钟位置后，用活检针轻轻吸住少数几个被活检的滋养外胚层细胞。然后，用激光脉冲在合适的细胞连接处进行打击使细胞间连接松散，同时轻轻用力牵拉被活检的滋养外胚层细胞直至其与囊胚分离。若仍然不能分离，则加大激光强度或者利用固定针与活检针摩擦行机械法分离。每次活检 4~10 个滋养外胚层细胞用于遗传学诊断。

(4)将活检后的胚胎移到囊胚冲洗液中彻底冲洗 3~4 次，然后移到活检后的囊胚培养皿中，注意以活检号为顺序。

(5)将活检下来的滋养外胚层细胞进行装管检测。

(6)对活检后的每个囊胚进行单独玻璃化冷冻。

3. 注意事项

(1)必须有核对者方可开始活检，严格执行双核对制度。

(2)活检操作需熟练，活检过程不得吸取过多的滋养层细胞(<10~15 个)，不得伤害到内细胞团细胞，不得丢失活检胚胎。

(3)活检过程需注意防止污染。如果活检细胞发生破裂，需要更换活检针。

(4)注意活检胚胎的序号和检测序号的统一。

(5)注意与检测人员交接活检胚胎总数。

【活体细胞遗传学检测】

1. 检测前准备 根据 PCR 实验室要求进行硬件的配置，如建立单独的工作区域以利于不同实验的流水操作，包括体外受精及 ICSI 区、胚胎活检区、试剂准备区、全基因组扩增制备区、PCR 样本准备区、扩增区等。检测前必须明确适应证，确定突变的致病性，以及选择合适的检测平台。在罕见病中，需对家系样本进行预实验。检测前确保仪器设备正常运行，试剂在有效期内。

2. 检测操作程序

（1）单细胞 PCR 技术：适用于常见单基因病，如地中海贫血。

1）活检细胞在 PBS 中洗涤 3 次，然后将其放入 3.5μl 的全基因组扩增试剂盒配备的 PBS 的 PCR 反应管中，同时取最后一次洗涤液 PBS 1μl 移入含 3.5μl 的全基因组扩增试剂盒配备的 PBS 的 PCR 反应管中作阴性对照。

2）按全基因组扩增试剂盒操作程序进行全基因组扩增。

3）根据基因型和突变位点，选择荧光 PCR 或反向斑点杂交等技术进行突变位点的检测。在对某种疾病建立基于 PCR 技术的 PGT 时，需针对每个突变位点优化扩增体系，还应同时扩增目标基因及目标基因邻近（1cM/1Mb 以内）的连锁多态性标志物，可最大限度地降低因任何一个位点的单个等位基因脱扣率（allele drop-out，ADO）、污染或重组而导致误诊的风险。

4）扩增结果的判读。

（2）二代测序技术（next generation sequencing，NGS）适用于染色体非整倍体筛查和基因背景明确的单基因疾病。

1）需对家系相关成员样本进行已知致病突变的验证，排除样本错误或基因检测报告错误的可能性。除对致病突变位点进行检测外，需选择紧挨着突变位点上、下游 1~2Mb 内的单核苷酸多态性（single nucleotide polymorphism，SNP）标记，在家系样本中进行连锁分析，筛选足够多的有效 SNP 位点用于构建单体型。

2）活检细胞的全基因组扩增。

3）文库构建：根据测序平台的不同，可采用不同的测序文库制备试剂，构建测序文库包括末端修复、加接头和分子标签、文库扩增及纯化等。

4）应用多重 PCR 进行靶向富集。靶向基因测序深度达 100×，以确保致病基因序列的单个碱基的分辨率。

5）在染色体分析时，仅需低深度测序。

（3）核型定位芯片技术：适用于有先证者的单基因疾病。

1）完善家系评估，根据先证者的基因型构建单体型，目的基因上、下游 2Mb 内有效 SNP 应各不少于 4 个。

2）活检细胞的全基因组扩增。

3）按核型定位芯片试剂盒的操作程序进行操作，包括芯片杂交、扫描等。

4）使用分析软件加载原始数据前，仔细核对检查所需原始数据的芯片编号及样本位置编号；仔细核对家系成员血缘关系、致病基因以及遗传方式等信息。

5）原始数据录入软件后，需重点关注样本 DNA 质量，最重要的 3 个参数分别是检出率（call rate）、等位基因脱扣和误检率（mis call rate）。

6）结果解读。

【注意事项】

整个实验操作过程需两人完成，一人操作，一人核对及记录。结果报告由两人完成，一人输出结果报告并对特殊结果进行必要的备注、解释，一人在报告发出前进行审核、核对。实验过程需注意防止污染、活检样本顺序混淆等导致误诊的可能。对各种技术设立关键操作指标,定期进行质量控制。

第十八节　移植胚胎选择及移植胚胎准备

胚胎移植是将体外培养胚胎送回母体子宫腔内的过程,是辅助生殖技术中最重要的临床步骤之一,需轻柔和谨慎地完成。

一、移植胚胎选择

(一) 总体原则

1. 胚胎移植时机。取卵后 48~72 小时进行卵裂期胚胎移植,取卵后 5~6 天进行囊胚移植。

2. 移植胚胎数目。依据我国卫生行政部门的行业规范,严格执行关于移植胚胎数量的规定。对于瘢痕子宫、双子宫等畸形子宫、宫颈内口松弛、身高过于矮小等高危患者,建议进行单胚胎移植。

3. 结合原核到不同发育阶段胚胎的形态学与发育速度特征,进行连续胚胎选择。

4. 胚胎发育速度是移植胚胎选择中最重要的参考依据。

5. 延长胚胎培养至囊胚期有助于挑选最有发育潜能的胚胎用于移植。

6. 每个阶段不符合发育参数指标的胚胎,将不被优先用于移植。

(二) 卵裂期胚胎用于移植的选择标准

1. 优先选择 2PN 来源的胚胎用于移植。

2. 第 3 天细胞数在 6 细胞以上胚胎可以用于移植,优先选择第 3 天为 8 细胞的胚胎。

3. 优先选择碎片数量 15% 以内,卵裂球均一性的胚胎用于移植。

(三) 囊胚用于移植的选择标准

1. **优质囊胚的形态学特征**　114~118 小时囊胚形成,囊腔扩张,内细胞团细胞数多且致密,滋养层细胞数目众多。

2. **囊胚移植挑选顺序**　顺序依次为囊腔扩张程度、滋养层细胞分级、内细胞团分级。

3. **内细胞团和滋养层细胞分级**　均评定 C 级的囊胚不建议用于移植。

二、移植胚胎准备

(一) 试剂与用品

1. **设备和工具**　超净工作台、体视显微镜。

2. **试剂和耗材**

(1) 移植液体:胚胎培养液或囊胚培养液。

(2) 耗材:双井培养皿、巴氏吸管、1ml 无菌注射器、胚胎移植管(多数选择软移植管)、无菌橡胶手套(无粉)。

(二) 标准操作

1. **移植前准备**

(1) 移植前日准备空移植双井培养皿,标记患者信息,置 37℃ 预热。

(2) 移植当日将移植液体吸入移植双井皿,置 37℃ 预热 2 小时以上。

2. 移植时操作

(1)双人核对待移植患者夫妇姓名以及拟移植胚胎序号,将胚胎吸至移植双井培养皿。

(2)戴无粉、无菌手套,将1ml注射器与一次性胚胎移植管连接起来,并旋紧以防漏气。胚胎装载前,进行移植管气密性检查。

(3)胚胎装载方法可以采用三段式,三段液体中间用空气隔绝,中段液体含待移植胚胎。具体方法:先反复抽吸注射器数次,再空吸少许体积。先吸一段液体,再吸一段空气,再吸胚胎,最后再吸一段空气及少许液体,总体积<20μl。

(4)胚胎装载后,小心送至移植室,与患者核对信息无误后,将胚胎移植管放入套管中,缓慢地送入宫腔。

(5)超声引导下将胚胎移植管送至宫腔合适位置,轻推1ml注射器,将含有胚胎的培养液注入宫腔中。在超声下可见空气泡的位置,确定胚胎进入宫腔后缓慢退出移植管。

3. 移植后操作

(1)移植后于体视显微镜下迅速检查是否有胚胎残留于移植管中。

(2)如有胚胎残留,应将胚胎换入新鲜培养液中,更换移植管再次移植。

(3)移植后完成病历记录,详细记载移植胚胎数目、形态学评分、移植时间、移植过程中导管置入深度、出血的情况以及临床医师和临床胚胎学专家的姓名。特殊情况需备注。

第十九节　生育力保存

一、概　　述

因为未来生育能力的不确定性,如何确保生育能力的有效保存已经成为人们重要的关注点之一。生育能力可能会受到癌症治疗和许多其他因素的影响,大多数癌症治疗都对性腺有损害,使青春期前的女孩和育龄女性面临卵巢功能不全的风险,进而导致不孕。某些非肿瘤性疾病的治疗方法以及有些疾病自身也可能影响女性生殖潜能。因此,对于接受可能损害性腺功能治疗的患者以及患有可能影响生育潜力疾病的患者,临床医师应及时向她们提供保留生育能力的咨询。目前最成熟的生育力保存方法有:卵母细胞和胚胎冷冻保存。卵巢组织低温保存尚在摸索及推广阶段中,已经有130多例活产是通过卵巢组织冷冻复苏移植获得的。

二、适　应　证

生育力保存的适应证包括:①恶性肿瘤。②非肿瘤性疾病。

三、生育力保存方法

(一)卵子冷冻

非恶性肿瘤性疾病有伴发POI高风险的育龄期女性患者,以及有延迟生育要求的患者,首选卵子冷冻技术保存生育力。患恶性肿瘤的育龄女性患者也可以采用此项技术,但是该技术需要超促排卵,对于激素敏感性恶性肿瘤患者不能进行超促排卵,因此不能采用该技术。而且由于超促排卵,至少推迟放疗或化疗治疗 10~12 天,临床上需要评估病情是否允许等待。

【操作流程】

具体操作详见第五章第十二节卵母细胞的冻融。

(二)胚胎冷冻

玻璃化胚胎冷冻技术十分成熟,可以很好地用于生育力保存,但是需要超促排卵、需要精子,所以适用于已婚的育龄期女性患者,其余的注意事项同卵子冷冻技术。

【操作流程】

具体操作详见第五章第十三节卵裂期胚胎的冷冻与解冻、第十四节囊胚冷冻与解冻。

(三)卵巢组织冷冻与解冻

对于青春期前或青春期后无法用促性腺激素超促排卵的女性患者,或病情紧急须立即进行放疗或化疗治疗的患者,首选卵巢组织冷冻技术保存生育能力。但是患者必须排除是卵巢恶性肿瘤和卵巢转移肿瘤的情况,对于卵巢转移风险高的恶性肿瘤(如白血病、神经母细胞瘤、伯基特淋巴瘤)应谨慎决定,并且距离放疗或化疗治疗开始至少有 3 天时间可以等待。复苏后的卵巢皮质层薄片可行原位移植或异位移植,其中原位移植的妊娠率和分娩率要好于异位移植,并且约 67% 的病例内分泌功能较前有恢复。已有 130 多例婴儿通过卵巢组织冷冻移植技术出生。

卵巢组织冷冻方法主要有程序化冷冻和玻璃化冷冻两种。虽然目前卵巢组织冷冻出生的孩子大多数是来自程序化冷冻方法,但是玻璃化冷冻方法仍然是未来发展的趋势。

【卵巢组织玻璃化冷冻、解冻】

1. 卵巢组织玻璃化冷冻

(1)试剂、耗材准备

1)生理盐水。

2)加藤卵巢组织玻璃化冷冻液(KITAZATO,VT-301-CT)。

3)3002 皿若干个。

4)无菌片纱若干块、无菌手术刀、无菌镊子。

(2)卵巢皮质层薄片制备:离体卵巢组织置冰上或预冷的生理盐水中,20 分钟内送到实验室,在生理盐水内漂洗干净血液。将四方形组织切割框压在卵巢组织表面,用无菌纱布擦干待切的卵巢组织表面,使用无菌手术刀沿着框的表面小心切割下皮质层部分,制备成 5~10mm×5~10mm×1mm 大小的皮质层薄片,漂洗干净待冷冻。

提前 30 分钟将冷冻试剂复温至室温。将复温的 ES 液 10ml 倒入 3002 皿内,将制备好的皮质层薄片在无菌纱布上蘸干放进 ES 液中,室温,25 分钟。

将 VS 液 10ml 倒入另一个 3002 皿中,待皮质层薄片在 ES 中平衡结束后,取出并在无菌纱布上再次蘸干,放在 VS 液的液体表面任其自然沉降,室温,至少 15 分钟。

在载杆上写患者信息。待皮质层薄片沉降到皿底时则取出放在冷冻载杆上,皮质面朝外,用纱布蘸去多余的 VS 液,迅速放入液氮里,不停移动位置直至皮质层薄片半透明,将载杆插入冻存管旋紧,放液氮罐冻存。

2. 卵巢组织玻璃化冷冻后解冻

(1)试剂、耗材准备

1)卵巢组织解冻液及相关试剂。

2)无菌镊子。

3)3002 皿若干个。

(2)卵巢组织解冻流程

1)双人核对待解冻患者信息及存储信息无误,从液氮罐内取出卵巢组织冻存管迅速放入液氮盒的液氮内,在液氮内完全拧开冻存管,将载杆从冻存管内取出到入液氮内。

2)提前 60 分钟将解冻液的 TS 液预温至 37℃,拧开 TS 液的盖子,迅速将卵巢组织冷冻载杆插进 TS 液,整个转移过程尽可能快。轻轻晃动载杆促使卵巢组织薄片从载杆上脱落下来,37℃,1 分钟。

3)卵巢组织脱落后,将 TS 液倒入 3002 皿。再用无菌镊子将卵巢组织转移到装有 DS 液的 3002 皿,室温,3 分钟。

4)将卵巢组织转移到装有 WS1 液的 3002 皿中,室温,5 分钟。

5)将卵巢组织转移到装有 WS2 液的 3002 皿中,室温,5 分钟。

6)将卵巢组织放入缓冲液中漂洗数次,待种植。

【卵巢组织程序化冷冻解冻】

1. 卵巢组织程序化冷冻

(1)试剂、耗材准备

1)冷冻保护剂配方:1.5M 乙二醇(ethylene glycol,EG)、0.1M 蔗糖(sucrose)、10mg/ml HSA、PBS。配制好的试剂均需要经过 $0.22\mu m$ 滤器过滤,分装冻存,使用前取出所需量,1~4℃解冻。

2)生理盐水。

3)无菌手术刀。

4)无菌镊子。

5)冻存管。

6)程序冷冻仪。

7)摇床。

8)冰盒。

9)3002 皿。

(2)卵巢皮质层薄片制备:详情同玻璃化冷冻的制备方法。

在 3002 皿内倒入 10ml 融化的冷冻保护剂,将制备好的卵巢组织薄片放进保护剂内,连皿一起放入冰盒,然后放在摇床上轻微振荡 30 分钟,确保冷冻保护剂在 1~4℃的温度。

将平衡好的卵巢组织薄片加入冻存管,旋紧盖子,双人核对患者信息及存储位置信息无误。放入程序冷冻仪。设定好降温程序:①每分钟−2~−9℃。②植冰。③每分钟−0.3~−40℃。④每分钟−10~−140℃。⑤投入液氮保存。

2. 卵巢组织程序化冷冻后解冻

(1)试剂、耗材准备

1)解冻试剂:PBS 配制的 0.5M 乙二醇、PBS 配制的 0.2M 蔗糖和 0.1M 蔗糖、PBS。配制完的试剂均需要经过 $0.22\mu m$ 滤器过滤,分装保存,使用前取出所需量复温至室温。

2)Gmops Plus 液。

3）水浴锅。

4）无菌镊子。

5）3002 皿。

6）摇床。

（2）卵巢组织解冻流程

1）将水浴锅水温调至 37℃。取 3002 皿 4 个,依次标记皿 1、皿 2、皿 3、皿 4。提前 30 分钟在皿 1 中加入 10ml 的 0.5M 乙二醇,皿 2 中加入 10ml 的 0.2M 蔗糖,皿 3 中加入 10ml 的 PBS,皿 4 中加入 Gmops Plus 液,平衡至室温待用。

2）双人核对患者信息和存储位置信息无误后,从液氮罐中取出卵巢组织冻存管,37℃ 水浴至冻存管内冷冻液完全融化,倒入空 3002 皿内。

3）将卵巢组织依次转移至皿 1、皿 2、皿 3 的液体内,摇床上轻微振荡,每皿振荡 10 分钟,室温。

4）最后将卵巢组织放入皿 4 的 Gmops Plus 液中洗涤,待移植。

【卵巢组织冷冻存在的问题】

卵巢组织冷冻技术的有效性无法准确估计。因为有些患者最初行卵巢冷冻的目的仅仅是恢复性激素水平,在术后又转而追求怀孕,所以术后到底有多少追求怀孕的患者其实并不清楚。

卵巢移植的主要局限性是皮质薄片移植后因为缺血性损伤导致约 2/3 的卵泡储备丧失。然而来自动物研究的数据表明,全卵巢移植可以克服这个问题,但需要良好的外科移植技术和能够确保低温保护剂在整个器官中扩散的冷冻保存技术。这是卵巢组织冷冻的一个新趋势。

卵巢皮质组织中卵泡的体外激活问题。卵巢皮质薄片复苏后在植入患者体内之前,需要体外激活卵泡,有研究将卵巢组织经 Akt 信号通路的刺激因子作用后,获得了几例活产,但其安全性、有效性以及作用机制尚不清楚,需要进一步研究。

由于理论上不能完全排除恶性肿瘤细胞转移到卵巢组织的风险,所以肿瘤患者接受卵巢组织冷冻移植治疗后,有再次引入恶性细胞的风险。然而有研究称,在冷冻卵巢组织的同时行不成熟卵母细胞体外成熟培养及冷冻,有可能解决重新引入含有癌细胞的卵巢组织的危险,这将成为一个新的研究方向。

综上所述,生育力保存技术中有些技术已经十分成熟,并得到广泛应用,而有些技术仍处于研究阶段。使用卵母细胞冷冻保存技术可以消除卵巢移植重新植入癌症细胞的风险,卵巢组织低温保存与卵母细胞体外成熟及玻璃化冷冻相结合是一种新趋势。如何提高植入后卵泡存活率也是现在亟待解决的问题。

第六章 人类精子库

第一节 人类精子库设置及技术规范

人类精子库是利用超低温冷冻技术,采集、检测和保存人类精子,并提供冷冻保存精子用于不育症治疗以及遗传病预防等的医疗组织。

2003年,国家卫生部颁布了《人类精子库基本标准和技术规范》《人类辅助生殖技术和人类精子库伦理原则》,对人类精子库的准入标准、管理体系、技术规范及伦理原则等进行了具体指导与规定。

2015年,国家卫生和计划生育委员会颁布了《国家卫生计生委关于加强辅助生殖技术与人类精子库管理的指导意见》《国家卫生计生委关于规范人类辅助生殖技术与人类精子库审批的补充规定》及《人类辅助生殖技术配置规划指导原则》。

国家卫生健康委依据上述规范和文件对人类精子库进行管理。

一、人类精子库设置

(一)人类精子库的准入

国家卫生部于2001年2月20日发布、2001年8月1日起施行的卫生部令〔第15号〕《人类精子库管理办法》规定,设置人类精子库应当经卫生部批准。原国家卫生部根据我国卫生资源、对供精的需求、精子的来源、技术条件等实际情况,制订人类精子库设置规划,主管全国人类精子库的监督管理工作。县级以上地方人民政府卫生行政部门负责其行政区域内人类精子库的日常监督管理。

2007年10月9日,人类精子库的审批权下放到省、自治区、直辖市卫生行政主管部门。2015年5月11日,国家卫生和计划生育委员会发布国卫妇幼发〔2015〕53号文件,要求各省(区、市)卫生计划生育行政部门按《人类辅助生殖技术配置规划指导原则》制定本省(区、市)人类精子库配置规划。

各省(区、市)卫生健康行政部门,应按照《人类辅助生殖技术配置规划指导原则》的要求,严格控制人类精子库设置,每省(区、市)设置人类精子库原则不超过1个,直辖市和常住人口1亿以上的省份,在数据库信息共享前提下,可设置2个人类精子库。

我国人类精子库严格执行技术准入。在人类精子库的审批过程中,应严格按照相关技术标准、技术规范和伦理原则进行申请、评审、审核、申报和审批。

(二)人类精子库设置

人类精子库应具有与采集、检测、保存和提供精子相适应的卫生专业技术人员、技术和仪器设备,具有对捐精者进行筛查的技术能力,应当符合原卫生部制定的《人类精子库基本标准和技术规范》。

1. 机构要求。新筹建的人类精子库应当配置在三级综合医院、三级妇幼保健院或三级妇产医院。具有医疗机构执业许可证,应设有医学伦理委员会。设置机构需获得《HIV 初筛实验室》资格。

人类精子库必须具有安全、可靠、有效的精子来源;设有人类精子库的机构内同时开展人类辅助生殖技术,必须从行政、业务管理上严格分开。

设置人类精子库必须经省级以上卫生行政管理部门审批合格,获得人类精子库批准证书。

中国人民解放军医疗机构中设置人类精子库的,由所在省、自治区、直辖市卫生健康委员会或中央军委后勤保障部卫生行政管理部门组织专家论证评审、审核,报国家卫生健康委员会备案。

2. 部门设置。根据人类精子库的任务,至少应下设 4 个工作职能部门。

(1) 精液采集部门:负责征集和筛选捐精者,采集精液。

(2) 精液冷冻保存部门:负责精液的冷冻与保存。

(3) 精液供给部门:负责精液外供的管理。

(4) 档案管理部门:负责建立捐精者及人工授精信息档案管理制度和计算机管理系统。建议增设质量管理部门,负责全流程的规范化管理、质量控制和质量保证。

3. 人员要求。人类精子库应配备具有专业知识、工作经验、组织能力及熟悉国家有关规定的管理和技术人员,新筹建人类精子库其主任及部门技术负责人需取得人类精子库培训基地的培训证书。人类精子库主任须具有医学专业本科或以上学历,获得高级专业技术职称。

依照现行《人类精子库基本标准和技术规范》的要求,精子库至少配备 5 名专职专业技术人员。

(1)配备 1 名具有高级专业技术职称、从事泌尿男科或生殖医学专业的执业医师。

(2)配备 1 名具有医学遗传学临床经验中级以上职称的技术人员。

(3)配备实验技师 2 名,要具备男科实验室操作技能并熟悉世界卫生组织精液分析标准《WHO 人类精液检查与处理实验室手册》(第 5 版)、生物细胞冷冻保存有关的知识及冷冻保存技术,掌握传染病及各类感染特别是性病的检测及其他临床检验知识和技能。

(4)配备管理人员 1 名,具有计算机知识和操作技能并有一定的管理能力。

(5)建议精子库适当增加质量控制部门及其他必要的工作人员。

4. 人类精子库或其所在机构必须具备染色体核型分析的技术和相关设置。

5. 工作用房要求和仪器设备配置见本章第二节。

二、技 术 规 范

(一)捐精者的基本条件及健康检查标准

1. 捐精者的基本条件

(1)捐精者原籍必须为中国公民。

(2)年龄 22~45 岁。

(3)认可捐献精液是一种人道主义行为并自愿捐献。

(4)能提供真实、有效的个人身份信息。

(5)达到捐精者健康检查标准。

(6)全面了解其所捐献精液的用途、权利和义务,应签署书面的同意捐精的知情同意书。

（7）保证只在一处精子库捐精，按要求完成整个捐精过程，并配合全程随访。

2. 健康检查标准

（1）病史：捐精者提供的本人及其家族成员的一般病史和遗传病病史必须真实可靠，能如实回答医师提出的其他问题。按照 2003 版《人类精子库基本标准和技术规范》要求，捐精者病史中应没有全身性疾病和严重器质性疾患；要求进行个人生活史和家系调查，捐精者应无长期接触放射线和有毒、有害物质等经历，无吸毒、酗酒、嗜烟等不良嗜好以及同性恋史、冶游史，了解是否有家族遗传病等信息。

（2）捐精者的临床筛查

1）一般体格检查：捐精者必须身体健康，无畸形体征，无斜视，心、肺、肝、脾等检查均无异常，同时应注意四肢有无多次静脉注射的痕迹、有无面肌痉挛等。双眼裸视力均不低于 0.1。

2）生殖系统检查：捐精者生殖系统发育良好，无畸形，无生殖系统溃疡、生殖系统疱疹、尿道分泌物和生殖系统疣等疾患。

3）实验室检查：必须排除性传播疾病和其他传染病及染色体核型异常。入选的捐精者精液质量要求高于《WHO 人类精液检查与处理实验室手册》(第 5 版)精液变量参考值的标准。至少一次精液常规分析检查，其相关参数应达到或超过《人类精子库技术规范》的要求。精子冷冻复苏实验，前向运动精子冷冻复苏率不低于 60%。一次检查不符合要求时，应分析可能的原因，并指导进行第二、第三次检查，对于三次检查均未达到规范要求的不能入选的捐精志愿者应进行解释和沟通。为保证冷冻精液的使用安全，精液冻存 6 个月后，必须再次对捐精者进行 HIV 检测，检测结果阴性的冷冻保存精液方可外供使用。对外供精用于供精人工授精或体外受精与胚胎移植的冷冻精液，冷冻复苏后每份精液中前向运动精子的总数不得低于 $12×10^6$。

（二）自精保存要求及自精保存者基本条件

1. 自精保存要求

（1）申请者须了解有关精子冷冻、保存和复苏过程中可能存在的影响，并签订知情同意书。

（2）自精保存必须为实名制，自精保存者须提供真实有效的个人资料，已婚者还应提供配偶的个人资料；不具有完全民事行为能力或未成年人，须由法定监护人代表其签署相关文件。

（3）自精保存必须在人类精子库内进行。

（4）不建议为处于急性感染期的性传播疾病、泌尿生殖道炎症等治愈未超过 6 个月者、医学上认为不宜生育的遗传性疾病患者、其他不宜自精保存的人群（如严重智障等无独立自主行为能力的人）进行自精保存。

2. 自精保存者基本条件　接受辅助生殖技术时，有合理的医疗要求，如取精困难者和少精子症、弱精子症者。

"生殖保险"需求者包括：将接受致畸剂量的射线、药品、有毒物质、绝育手术的男性；从事有睾丸损伤高风险职业的男性；因各种医学原因需保存精子以备将来生育的男性。

（三）人类精子库的任务及不得开展的工作

1. 人类精子库的任务

（1）对捐精者进行严格的医学和医学遗传学筛查，并建立完整的资料库。

（2）对捐精者的精液进行冷冻保存，用于治疗不育症、提供生殖保险等服务。

（3）向持有国家卫生健康委或省级卫生健康行政部门供精人工授精或体外受精与胚胎移植批准证书的机构提供健康合格的冷冻精液和相关服务。

(4)建立一整套监控机制,以确保每位捐精者的精液标本至多使5名妇女受孕。

(5)可开展精子库及其相应的生殖医学方面的研究,如捐精者的研究、冷藏技术的研究和人类精子库计算机管理系统的研究等。

2. 人类精子库禁止开展的工作

(1)不得向未取得辅助生殖技术批准证书的医疗机构提供精液。

(2)不得向医疗机构提供未经检验或检验不合格的精液。

(3)不得提供新鲜精液进行供精人工授精,精液冷冻6个月并经复检合格后才能临床应用。

(4)不得实施非医学需要的精子分离技术进行性别选择。

(5)不得提供2人或2人以上的混合精液。

(6)不得采集、保存和使用未签署捐精知情同意书者的精液。

(7)精子库工作人员及其家属不得捐精。

(8)设置精子库的科室不得开展人类辅助生殖技术,其专职人员不得参与实施人类辅助生殖技术。

(四) 人类精子库的管理

人类精子库应按相关要求做好质量管理,严格遵循保密原则,坚持社会公益原则。

1. 业务管理

(1)建立供精者筛选和精液采集、冻存、供精、运输的流程。

(2)按流程顺序作好记录。

(3)档案管理:精子库档案管理应设专用计算机,所有资料应备份,注意防火、防盗及保密,并永久保存。

(4)严格控制每一位捐精者外供精液标本数量,以确保每一供精者的精液标本最多只能使5名妇女受孕。

(5)必须将拟定的供精候选人身份情况上报精子库中央信息库,信息库必须在10个工作日内反馈信息,以确保供精者只在一个地方供精。

(6)有一家以上精子库的省、区、市,新设置的精子库必须采取措施和手段实现数据库信息共享,以避免捐精者重复捐精。

(7)做好随访工作:每月定期收集用精机构精液标本使用情况并记录受精者的有关反馈信息,包括受者妊娠、子代的发育状况、有无出生缺陷及受者使用冷冻精液后是否出现性传播疾病的临床信息等。

2. 质量管理

(1)人类精子库必须按《供精者健康检查标准》进行严格筛查,保证所提供精子的质量。

(2)人类精子库必须具备完善、健全的规章制度,包括业务和档案管理规范、技术操作手册及人类精子采供计划书(包括采集和供应范围)等。

(3)必须定期或不定期对人类精子库进行自查,检查人类精子库规章制度执行情况、精液质量、服务质量及档案资料管理情况等,并随时接受审批部门的检查或抽查。

3. 保密原则

(1)人类精子库工作人员应尊重捐精和受精当事人的隐私权并严格保密。

(2)除司法机关出具公函或相关当事人具有充分理由同意查阅外,其他任何单位和个人一律谢绝查阅供精者的档案;确因工作需要及其他特殊原因非得查阅档案时,则必须经人类精子库机构负责人批准,并隐去供精者的社会身份资料。

(3)除精子库负责人外,其他任何工作人员不得查阅有关捐精者身份资料和详细地址。

第二节 精子库场所及仪器设置

2003年卫生部颁布的《人类精子库基本标准》对人类精子库场所及仪器设备配置作了基本要求。但随着精子库规模的扩大,原规定的场所及仪器设备要求已难以满足精子库运行及发展的需求,建议精子库根据规模及条件进行相应的调整和升级。

一、精子库场所

人类精子库布局应符合卫生标准要求,并至少达到下列要求:

1. **捐精者接待室** 用于对志愿者进行咨询、宣教、信息采集和体格检查等,使用面积 $15m^2$ 以上;有条件的精子库应将咨询宣教室($10m^2$ 以上)与信息采集和体格检查室分开,建立独立的咨询宣教室。

2. **取精室** 用于初筛和正式捐精者留取精液的场所。每个精子库至少要有2间取精室,每间使用面积 $5m^2$ 以上,配备洗手及呼叫设备;为避免交叉感染,建议增加取精室间数,并将初筛者取精室和正式捐精者取精室分开。

3. **冷冻实验室** 用于精液冷冻复苏的场所,使用面积 $40m^2$ 以上,应达到万级洁净标准。

4. **精液标本储存室** 为储存冷冻精液的场所,使用面积 $15m^2$ 以上,应将自精与捐精及捐精不同阶段的精液分区(存储区、检疫区、外供区、封存区等)。为满足分区及安全要求,应增加精液储存室面积(不少于 $80m^2$),并配备具有通风、防盗和安全报警等设施。

5. **辅助实验室** 为进行性传播疾病及一般检查的实验室,使用面积 $20m^2$ 以上,建议根据精子库的规模相应增加面积。

6. **档案管理室** 为存放捐精志愿者纸质档案及精子库管理文件的场所,使用面积不少于 $20m^2$,具有防火、防盗(24小时监控)等设施。

二、精子库仪器设置基本要求

1. 建议冷冻精液标本的储存能力不少于5万份。

2. 百级洁净超净台至少2台。

3. 程序降温仪。

4. 精子运输罐3个以上。

5. 精液检查仪器及设备,包括相差显微镜。

6. 37℃恒温培养箱和水浴箱。

7. 恒温操作台。

8. 离心机。

9. 电子天平。

10. 混匀搅拌设备。

11. 冰箱。

12. 纯水制作装置(或所在机构具备)。

13. 计算机及文件柜。

14. 其他包括建议根据精子库规模适当增加程序降温仪、精液标本储存罐、精子运输罐等精液冷冻复苏、储存和外供运输设备，以及精液分析、档案管理等其他仪器设备。为减少交叉感染的机会，建议精子库配备气相储存罐。

第三节　供精者筛选

供精志愿者需要满足供精者基本条件，并经病史询问、体格检查、实验室检查等证明身体健康、具有良好的心理状态且无遗传病家族史，精液参数符合现行管理标准，方可成为正式供精者。

1. 遗传性疾病检查

（1）家系调查：供精者不应有遗传病病史和遗传病家族史。

1）染色体病：排除各种类型的染色体病。

2）单基因遗传病：排除白化病、血红蛋白异常、血友病、遗传性高胆固醇血症、神经纤维瘤病、结节性硬化症、β-地中海贫血、囊性纤维变性、家族性黑矇性痴呆、葡萄糖-6-磷酸脱氢酶缺乏症（glucose-6-phoshate dehydrogenase deficiency，G-6-PD）、先天性聋哑、Prader-Willi 综合征、遗传性视神经萎缩等疾病。

3）多基因遗传病：排除唇裂、腭裂、畸形足、先天性髋关节脱位、先天性心脏病、尿道下裂、脊柱裂、哮喘、癫痫症、幼年型糖尿症、精神病、类风湿性关节炎、严重的高血压病、严重的屈光不正等疾病。

（2）实验室检查：染色体检查。

供精者必须进行染色体常规核型分析且必须为正常核型。不同地区、民族地区来源的捐精者应考虑对一些区域或民族高发的遗传病进行携带者（或杂合子）检测，如在中国南方应考虑 β 地中海贫血、葡萄糖-6-磷酸脱氢酶缺乏症等疾病的排查。

2. 心理健康状态评估　建议精子库配备有资质的（或经过培训的）心理健康医务人员对捐精者进行精神、心理状态评估。应包括对供精者家族史、受教育背景、人际关系、性生活史、主要精神病学和人格障碍史的了解，应进行稳定性鉴定，了解其供精的动机、目前生活中的压力和心理应对的技巧、违法史和被虐待或忽略的历史。对有明显异常因素者，建议其去专业机构进行评估和心理咨询。

排除的标准包括：有明显精神病、有可遗传的精神障碍家族史、正在使用抗精神病药物治疗、过度紧张、认知功能障碍、心智功能障碍者。对被排除的供精志愿者，工作人员应给予耐心细致的解释，如有可能则可提供必要的心理疏导。

精神疾病是一类可影响后代的遗传性疾病，人类精子库在进行供精志愿者筛选时应考虑尽量剔除精神疾病患者，保证所提供精子的质量。

供精志愿者心理健康状况除受遗传因素影响外，环境也是一个重要影响因素。人类精子库医技人员应尽力为供精志愿者提供人文关怀，疏导他们的心理压力，帮助他们缓解紧张焦虑情绪，让他们在安心、舒适、愉悦的心情下完成精液采集过程。

3. 传染性疾病检查

（1）供精者的性传播疾病史：询问供精者性传播疾病史和过去 6 个月性伴侣情况，是否有多个性伴侣，排除性传播疾病（包括艾滋病）的高危人群。供精者应没有性传播疾病史，如淋病、梅毒、尖锐湿疣、传染性软疣、生殖器疱疹、艾滋病、乙型及丙型肝炎,并排除性伴侣的性传播疾病、阴道滴虫病等疾患。

(2)生殖系统检查:生殖系统发育良好,无畸形,无生殖系统溃疡、尿道分泌物和生殖系统疣等疾患。

(3)实验室检查(性传播疾病检查):供精者乙肝及丙肝的相关检查结果应正常;梅毒、淋病、艾滋病、衣原体、支原体、巨细胞病毒、风疹病毒、单纯疱疹病毒和弓形虫等检查阴性;精液应进行常规细菌培养,以排除致病菌感染。

捐精者在捐精过程中至少每隔 6 个月就需接受一次上述项目的随访检查,如有相关疾患出现,则所采集的精液须全部销毁。

第四节　供精者资料建立及管理

人类精子库必须对捐精者、冷冻精液标本存储、发送、使用及使用后的反馈信息、子代出生发育信息等相关数据和信息做到严格、准确、有效的采集、保存和管理。应建立捐精者纸质档案和电子档案。

一、供精志愿者档案的建立

(一)纸质档案

志愿者初筛合格后应建立正式的供精者档案,并将所有纸质档案资料装订,内容包括:

1. **医疗文书类**　供精者身份资料、供精者知情同意书、供精者健康档案、精液检验报告单、精液冷冻复温试验、辅助实验室检验报告单、实验室复检报告单、实验室终检报告单等。

2. **档案管理类**　供精者接纳审批表、终止精液捐献审批表、精液废弃、销毁审批表、供精者供精统计、供精者外供统计、供精者外供随访统计等。

(二)计算机管理系统

人类精子库计算机管理系统是实现人类精子库管理现代化、信息化的必然要求。该管理系统不仅应作为供精志愿者档案管理的工作平台、实现对上述信息的系统化管理,而且应具有统计、查询、预警等功能。即对供精志愿者的档案进行电子化管理、冷冻精液标本的选择、出库、反馈信息等的管理以及统计查询等功能。应该对人类精子库工作的每一步均可做到高效管理,在数据录入的同时进行数据核对,如有异常数据即时提醒;不同部门之间工作信息和数据即时共享。

人类精子库计算机管理系统按功能至少分为 4 个模块:精液采集、档案管理、精液冷冻和精液外供。4 个模块既相对独立,又可单独工作,信息需实现即时传输、数据即时共享。

1. **精液采集模块**　志愿者信息采集、录入、管理、统计与查询。

(1)信息采集与录入模块:包括志愿者基本信息、精液采集信息和精液冷冻信息。指纹和/或头像采集是确认志愿者身份的重要依据之一。

(2)志愿者信息管理模块:通过对志愿者查体信息与随访信息等的录入,实现对志愿者捐精状态和过程的动态管理。

(3)统计与查询模块:按条件实现多种查询,按时间段查询志愿者接待人次、按状态查询志愿者人数、不合格原因分析等。

2. **档案管理模块** 实现志愿者档案的电子化管理、精液标本发送、反馈信息管理以及统计查询等功能。

3. **精液冷冻模块** 按工作流程实现冷冻精液标本的接收、检测、分装、标示、冷冻、复苏至入库及库存标本管理等每一步的电子化管理。

4. **精液外供模块** 人类精子库冷冻精液标本的对外提供和合同用精医疗机构的联系和管理。

二、档 案 管 理

1. 要求配备至少一名具有良好职业道德,具备计算机知识和操作技能并有一定管理能力的人员。

2. 精子库档案管理应设专用计算机,单机使用,禁止接入其他的局域网或广域网。禁止使用 U 盘及其他一切移动储存设备,备份用的专有移动存储设备除外。档案管理专用计算机应设置密码,并按需要定期更换。非精子库工作人员不得以任何理由使用人类精子库计算机。

3. 人类精子库管理系统后台可记录工作人员在管理系统中的每一步操作,必要时方便溯源。人类精子库工作人员对于管理系统的工作权限应根据其不同的岗位需要进行设置,每个工作人员设有唯一的登录口令及密码。精子库负责人应具备进入所有模块的最大权限,根据需要出具各类报表;负责人可以根据工作人员的需要开放或关闭部分功能。

4. 人类精子库计算机管理系统的数据应每天备份并且安全保管。

5. 不得将捐精者档案带出档案室。除司法机关出具公函或相关当事人具有充分理由同意查阅外,其他任何单位和个人一律不得查阅供精者的档案;确因工作需要及其他特殊原因必须查阅时,则必须经人类精子库负责人批准,并隐去供精者的社会身份信息资料。

6. 所有资料应备份,文字资料应注意防火、防盗及保密。档案室内严禁吸烟及放置易燃、易爆危险品以及对档案保护不利的其他物品,应配备灭火器。

7. 人类精子库的档案资料应永久保存。

第五节 精子评估和精子样本参考标准

供精治疗的临床结果与供精精液质量密切相关。供精冷冻前浓度和活动率、复苏后活动率和复苏后活动精子总数等影响供精人工授精治疗的临床结果。因此,应对供精捐赠者进行精液检查分析评估其精子质量。精液分析通常须进行至少 2 次,在禁欲 3~7 天后手淫取精,1~2 小时后进行精液分析。

目前,供精精液质量标准未获统一。美国生殖医学会推荐供精精液质量指标至少要达到《WHO 人类精液检查与处理实验室手册》(第 5 版)的正常参考值低限。为获得更理想的临床治疗结果,我国于 2003 年发布的《人类精子库基本标准和技术规范》要求供精精液质量标准要超过世界卫生组织《人类精液及精子-宫颈黏液相互作用实验室检验手册》(1999 年第 4 版)的精液参考值标准:精液液化时间少于 60 分钟,精液量>2ml,密度>$60×10^6$/ml,存活率>60%,前向活动精子>60%,精子正常形态率>30%。此外,复苏后前向运动精子不低于 40%,每份精液前向活动精子总数不低于 $12×10^6$。

《WHO 人类精液检查与处理实验室手册》(第 5 版)于 2010 年推出并获得广泛应用。在这版手册中,推荐的精液参考值与第4版相比发生了较大变化。我国现执行的供精精液质量标准是基于第4版手册的精子评估方法和精液指标参考值,因此,迫切需要研究和确定基于第5版手册的供精精液质量标准。

第六节　精液冷冻方法及质量控制

一、供精者精液冷冻

【适应证】

1. 精液质量要求精子浓度高于 $60×10^6/ml$,前向运动精子≥60%。
2. 供精者原籍必须为中国公民。
3. 捐献属于自愿。
4. 必须达到供精者健康检查标准。
5. 供精者对所供精液用途、权利和义务完全知情并签订供精知情同意书。

【禁忌证】

1. 原籍不属于中国公民。
2. 精子库供者的精液参数不符合标准。
3. 不符合原卫生部规范的健康检查标准。
4. 未签署知情同意书。

【精液冷冻方法】

1. **程序冷冻法**　采用程序冷冻仪进行三阶段程序冷冻法。

分装后的冷冻样本经适当平衡后,按:①每分钟1℃速度由室温降至0℃。②每分钟5~7℃速度由0℃降至-30℃。③在2分钟内由-30℃降至-80℃,3个温度阶段降温冷冻。

2. **玻璃化冷冻法**　玻璃化冷冻在降温阶段要求越快越好。一般待室温平衡后,将冷冻管放置在专门的冷冻架上,将冷冻架放置在密闭的液氮容器中,熏蒸后,浸入液氮中冷冻保存。

二、自精冷冻

【适应证】

1. 肿瘤患者放化疗前。
2. 高危职业者预防生殖系统意外。
3. 少精子症、弱精子症、隐匿性无精子症患者精液参数波动明显或呈下降趋势。
4. 不射精症或射精困难患者。

【禁忌证】

1. 无精子、无活动精子或活动精子极少,考虑冷冻复苏效果差。
2. 当前不宜生育的情况,如重要脏器疾病、精神类疾病等。
3. 有遗传性或传染性疾病等,当前不适宜辅助生殖技术。
4. HIV、HBV等长期带病毒者应单独冻存精液。

【精液冷冻方法】

1. 一般精液冷冻方法同上述。
2. 微量精子冷冻/单精子冷冻,如附睾或睾丸获得的精子冷冻,一般采用麦管甚至Microstraw取代冷冻管冷冻保存。

三、操作程序及质量控制

【操作方法及程序】

1. **场地与冷冻保护剂的准备** 精液冷冻前至少30分钟打开层流,将冷冻保护剂放置室温平衡至少30分钟,按管分装。冷冻室室温应控制在25℃左右。操作开始前或结束后,打开超净工作台紫外线灯消毒30分钟。

2. **精液采集**

(1)身份信息核对。

(2)禁欲时间:应根据取精者的个体差异,个体化选择禁欲时间。绝大部分应间隔3~5天。

(3)采集前的准备:精液采集前嘱取精者排尿,清洁双手,用消毒棉球消毒手、阴茎包皮覆盖部及会阴局部,用生理盐水洗净消毒液。

(4)取精:尽量采用手淫法取精,注意无菌操作,采集精液入一次性无菌容器。取精的原则是要收集完整的全部精液,并最大限度地降低被污染的可能性。

(5)精液样本的接收:精液采集到一次性无菌容器后,应尽快传送给精子库检验人员,检验人员接收标本后应在容器上注明编号、采集时间、日期等,置于37℃温箱等待液化。

(6)取精室要求:应提供安静、舒适和清洁的取精室,室温应控制在20~30℃,取精者必须在取精室取精。

3. **精液显微镜检** 按照《WHO人类精液检查与处理实验室手册》(第5版)的标准,在精液液化后尽快显微镜检查。

4. **保护剂的添加与精液分装** 在超净工作台内按冷冻保护剂使用说明,用1ml去针头无菌注射器将所需的冷冻保护剂从取精杯边缘注入精液,迅速轻轻旋转取精杯10次,将保护剂与精液尽可能混匀。再用去针头1ml注射器轻轻反复抽吸精液10次,抽吸时动作轻柔,以不起气泡为宜。将对应的冷冻管放置在分装台上,打开冷冻管盖,放置在一侧,按无菌操作要求,用去针头无菌注射器按0.5ml或1ml每管进行分装,最后0.2ml单独分装,以备复苏用。

对本次精液冷冻进行质量控制。

5. **精液冷冻** 按上述程序冷冻法的步骤精子冷冻。

【质量控制】

1. **环境质量控制** 冷冻精液的过程中,精子库应建立取精、检验、分装、冷冻和储存区域的环境质量控制制度,如所有工作人员须穿戴帽子、口罩和隔离衣、换鞋后才允许进入工作区,精子库内各物品按无菌区、一次性用品区、污物区分开放置,排列正确、整齐、干净,各种无菌用物按规定消毒并记录消毒日期,使用后的一次性无菌用物按规定进行处理(使用后的一次性无菌用物按规定消毒→毁形→销毁);工作区域每天2次室内卫生清洁,每天2次室内空气消毒,每月1次空气培养,保证达到二类以上卫生标准;供精者用物每人一份。

2. **冷冻流程质量控制** 建立从取精、检验、分装、冷冻到储存的技术规范,并在每个环节建立质量控制点,如冻前精子质量、冻后精子质量等,每月1次进行评估。不接受未经性传播疾病检验或检验不合格的精液冻存;建议每份样本都进行精液培养。

3. **生物安全质量控制** 对所用吸头、注射器、各种容器均需要按医疗废物处理方法处理。工作人员在操作时应戴上一次性橡胶或塑料手套,穿上专门的无菌制服,以防感染。

第七节 精液冷冻保存管理及监控

【适应证】

1. 供精者筛查符合原卫生部标准。

2. 冷冻复苏率达到 60% 以上。

3. 精液培养结果正常。

【禁忌证】

不符合规范标准的精液。

【操作方法及程序】

1. **冷冻储存的方法** 在精液冷冻时,需要注意储存方法或样本包装问题,以确保安全。目前的精液冷冻储存方法大致包括液氮蒸汽法和双层包装密封两个方面。

液氮蒸汽保存:就是将精液保存在液氮蒸汽中,尽管理论上液氮蒸汽保存是减少感染性微生物的一种选择,但是有研究表明,在液氮罐中的蒸汽中也能检测到细菌性病原体,故二次包装可能更加经济实用。

2. **冷冻储存管理** 应根据供精者的编码、血型将完成冷冻程序的精液样本储存于液氮储存罐的相应位置;记录样本的分装数及样本的储存罐号、吊号、盒号以及盒内放置位置。使用计算机信息管理系统保障冷冻储存精液的信息准确无误和信息安全。

建议三区分开管理:第一区为正在收集过程中的冷冻精液样本储存区。收集过程中如发现供精者有性传播疾病检测异常,或出现相关的临床表现,应立即放弃该供精者已冻存的精液样本;第二区储存完成收集过程,进入 6 个月检疫等待时间的精液样本;第三区保存完成收集 6 个月后,供精者 HIV 检测阴性的冷冻精液样本。

【管理及监控】

1. **计算机系统管理**

(1)管理人员:应具有计算机知识背景和操作技能,并有一定管理能力的管理人员专门负责精子库计算机管理系统的开发、使用、完善和维护。

管理人员应经过专门的培训。

(2)精子信息和出入库记录的自动化管理:管理系统应建立供精者个人信息、精液冻存使用信息和受者妊娠、子代发育的信息数据库,供查询和分析。

管理系统应建立控制机制,确保筛查不合格的供精者或检测不合格的精液不能进入外供体系。保证每一供精者的精液标本最多只能使 5 名妇女受孕。

系统数据库应建立等级保密体系,确保互盲和保密原则的实现。

计算机不得联网、不得使用其他软件,应建立防护体系,防止计算机病毒侵袭等。

2. **精液冷冻储存室及人员的要求**

(1)精液冷冻储存应设专门的区域,环境应相对清洁无菌,远离放射源、电磁辐射源及有毒、有害化学物品。

(2)精子冷冻储存室为保证工作人员的安全,需要有良好的通风条件,并安装氧浓度监测仪。

(3)工作人员必须经过专门的培训,严格遵守操作规程,必须配备安全防护面罩及防寒手套。

(4)精液冷冻储存应有专人管理。在不同区域转移过程中应有记录和核对且录入计算机管理系统。

(5)精子储存室地面应具有一定的承载能力,墙面及地面应具有承受低温的能力。

3. 液氮的添加及管理

(1)液氮除定时添加外,每个储存罐还需要每2~3天进行一次液氮实际高度的测定,确保精液标本浸于液氮面以下。液相液氮罐的高度应超过最顶层冷冻盒5cm为宜。

(2)气相罐因采用液氮高压罐自动供应,应根据使用说明按时更换确保液氮供应。

(3)液氮储存罐有一定使用年限(一般为10年),应注意容器的有效期。

(4)建议在精液冷冻、储存区域安装摄像头及液氮面监控报警装置。防止长时间液氮漏加及冷冻储存罐真空层破损导致液氮大量蒸发而危及冷冻储存精子的安全。

第八节　精液冷冻-复苏操作质量控制

一、精液冷冻操作质量控制

见本章第六节。

二、精液冷冻储存的质量控制

1. 精液冷冻储存室的质量控制

(1)精液冷冻储存应设专门区域,环境应相对清洁无菌,远离放射源、电磁辐射源及有毒、有害化学物品。

(2)精液冷冻储存应有专人管理。在不同区域转移过程中应有记录和核对且录入计算机管理系统。

(3)精子储存室地面应具有一定的承载能力,墙面及地面应具有承受低温的能力。

2. 液氮的添加及管理　见本章第七节。

3. 精液冷冻储存流程的质量控制

(1)建立完善的精液冷冻储存的标准操作流程。

(2)精子冷冻试验,前向运动精子冷冻复苏率不低于60%。

三、冷冻精液复苏操作质量控制

1. 冷冻精液复苏流程的质量控制　建立冷冻精液复苏的标准操作流程。原则上精液冷冻复苏要求快速复温,防止因慢速复苏造成的细胞内重结晶损伤精子。

2. 复苏率质量控制图的制作　根据前3个月每天的复苏率数据制成 Xbar 图。

3. 通过质量控制图对每天的复苏率进行监控　根据质量控制图的基本控制原则对结果进行分析。对失控的结果进行原因分析并作出相应处理。

第九节　精液外供流程

人类精子库只能向持有供精人工授精或体外受精与胚胎移植批准证书的医疗机构提供冷冻精液标本,所提供的冷冻精液必须为检验合格且符合出库标准的标本。

一、精液外供管理

人类精子库按照计划向获得批准开展供精人工授精或体外受精与胚胎移植的医疗单位

提供合格的冷冻精液及相关服务。

1. **申请**　获得批准开展供精人工授精或体外受精与胚胎移植的医疗机构向人类精子库提出书面申请，并提供医疗机构营业执照复印件、供精人工授精或体外受精与胚胎移植批准证书的复印件、申请单位介绍信及由用精单位主管部门签字及盖章的冷冻精液供给申请表（精液的血型、需要量、用途等）等相关资料。

2. **受理**　人类精子库精液外供部门负责受理用精机构提供的所有资料，审查用精医疗机构的资质（辅助生殖技术资质证书、校验合格证明），所有资料审查合格后，提交精子库主任。

3. **签署用精协议**　精子库与用精医疗机构签订《冷冻精液提供协议书》等相关内容的文书，双方单位盖章、主管签字。

4. **选择精液**　根据用精医疗机构的具体用精申请，人类精子库在计算机管理系统中查询库存可外供精液情况，将精液编号、数量及所选精液标本的捐精者体貌特征记录于《冷冻精液出库单》中。

每一位供精者首次提供冷冻精液标本数量最多不超过 5 人份，待用精医疗机构受者受精结果信息反馈后，再以递减方式决定下一轮发放该供精者冷冻精液的数量。当某一捐精者的精液标本已使 5 名妇女受孕时，应停止对外发送该捐精者的冷冻精液。对接受供精人工授精或体外受精与胚胎移植手术治疗后暂时失访的患者，在取得确切受孕信息前，均按受孕计算；若体外受精与胚胎移植治疗的患者有冷冻胚胎保存，暂时按照临床妊娠的结果予以登记和管理。

5. **精液的提取**　根据《冷冻精液出库单》提取冷冻精液标本，双人核对无误后签字，存档。将捐精者的体貌特征卡及该次所发送冷冻精液的质量表核对无误后，在《人类精子库冷冻精液发送、运输、领取登记表》上签字。

按照冷冻精液出库单提取精液，并要求两人以上（冷冻部、外供部及用精单位）共同提取、核对。双方单位联系人共同签署冷冻精液运输单（一式两份）。

6. **出库**　精子库外供部工作人员与实验室人员协同办理冷冻精液标本出库手续。

7. **交接资料**　用精机构提供取精人身份证明，冷冻精液供给申请表等资料。精子库提供冷冻精液供给申请表回执，捐精者体貌特征卡、精液质量表、反馈信息表、精子库冷冻精液出库单、精子库冷冻精液运输单、服务质量表等资料。

提取精液：精子库外供部工作人员与用精机构精液提取人员交接并核对外供精子。

用精医疗机构在使用人类精子库提供的冷冻精液标本时，应严格遵循《WHO 人类精液检查与处理实验室手册》（第 5 版）标准化操作程序，如发现标本存在质量问题，应及时与该人类精子库取得联系。人类精子库按时征询用精医疗机构对精子库所供冷冻精液及相关服务的反馈意见。

8. 精子库在不暴露供精者社会身份信息的情况下，有义务向供精人工授精所得的后代提供有关医学信息的婚姻咨询服务。

二、用精信息的反馈管理

1. 人类精子库在与经批准的人类辅助生殖技术的医疗机构签署供精协议书的同时，须明确该用精机构有向人类精子库及时、准确反馈冷冻精液质量及精液使用后受者有关信息的义务。

2. 人类精子库应将《冷冻精液质量反馈表》及《冷冻精液使用情况反馈信息表》在与用精医疗机构交接冷冻精液标本时交予用精机构。

3. 用精医疗机构在冷冻精液使用后的 2 个月以内,要对受精结果进行随访,及时填写《冷冻精液使用情况反馈信息表》,由生殖中心负责人签字并加盖单位公章后及时反馈给人类精子库。

4. 若接受供精人工授精或者体外受精与胚胎移植治疗的患者确定妊娠,则用精医疗机构必须每 3 个月对其进行一次随访,直至分娩,并将分娩结果、子代发育、有无出生缺陷等信息及时反馈给人类精子库。

5. 相关卫生健康行政部门对用精医疗机构提供的所有供精使用信息资料进行必要的核查,以保证资料的完整性、真实性、准确性。

6. 如果用精医疗机构在精液使用后 2 个月以内不能按时完成对受者的受精结果进行随访,则精子库应暂停向该单位提供精液标本;如果 3 个月内仍不能提供反馈结果,精子库有权力在追回其他尚未使用的冷冻精液标本的同时,向用精医疗机构的上级行政主管部门反映,由其上级主管部门进行相应的处理。

7. 精子库外供部门工作人员负责每个月收集各用精医疗机构《冷冻精液质量反馈表》及《冷冻精液使用情况反馈信息表》,包括捐精者编号、供给日期、供给份数、未使用份数、已使用份数、使用时间、周期数、未反馈结果周期数、已反馈结果周期数、妊娠数、未妊娠数、冷冻胚胎数、孕产情况、子代信息等,以及受者在使用精子库所提供的冷冻精液后是否出现性传播疾病的临床信息,并将所收集的反馈记录整理后及时准确地输入精子库计算机管理系统,同时将反馈信息文字材料移交给精子库档案管理人员归档、保存。

8. 精子库外供部门工作人员在收集用精医疗机构、受精者编号、受精结果等相关信息时,禁止询问受精者身份资料及详细住址等。

9. 精子库工作人员每个月对所有冷冻精液使用单位的反馈信息进行整理、归纳、汇总。档案管理部门负责统计每一捐精者的妊娠、分娩总数,并录入捐精者档案及计算机档案管理系统。如某一捐精者的冷冻精液已致 5 名受者成功妊娠,则应将该供精者所有剩余冷冻精液封存,并上报医院生殖医学伦理委员会。

第十节　精液运输操作技术规范

1. 建立专门的冷冻精液标本供给运输登记表,由专人负责登记,并永久保存。

2. 冷冻精液转运交接方式由供需双方协商确定。

3. 冷冻精液运输,应由接受过培训的专人负责,以确保标本安全。

4. 精子库外供部工作人员应与实验室人员仔细核对精液标本的编号、数量、血型、检验报告等,并办理外运手续。

5. 精子库外供部工作人员将冷冻精液和《人类精子库冷冻精液发送、运输、领取登记表》(一式两份)、《体貌特征卡》与该次所发送冷冻精液的合格证安全准时地转运或直接转交用精医疗机构所约定的地点,并与用精机构仔细核对供精者编号、数量、血型、日期、检验报告等相关信息。核对无误后,由用精医疗机构的接收人在《人类精子库冷冻精液发送、运输、领取登记表》上签字(一式两份),双方各保留一份,并办理交接手续,同时附带《冷冻精液质量反馈表》和《冷冻精液使用情况反馈信息表》,以便随访工作用。

6. 冷冻精液标本出库前,精子库外供部门工作人员须仔细检查液氮运输罐是否处于正常状态,以确保冷冻精液标本安全送达。

参 考 文 献

1. 黎欣盈,张念樵,钟筱华,等. 人类辅助生殖技术应用的伦理问题及工作实践. 中国医学伦理学,2021,34 (7):856-860.

2. AMER SA,SMITH J,MAHRAN A,et al. Double-blind Randomized Controlled Trial of Letrozole Versus Clomiphenecitrate in Subfertile Women With Polycystic Ovarian Syndrome. Obstetrical & Gynecological Survey,2017, 72(11):657-658.

3. ZHANG J,QIUX,GUIY,et al. Dehydroepiandrosterone improves the ovarian reserve of women with diminished ovarian reserve and is a potential regulator of the immune response in the ovaries. Biosci Trends,2016,9: 350-359.

4. HIRSCH M,BEGUM MR,PANIZ E,et al. Diagnosis and management of endometriosis:a systematic review of international and national guidelines. Bjog,2018,125(5):556-564.

5. TEEDE HJ,MISSO ML,COSTELLO MF,et al. Recommendations from the international evidence-based guideline for the assessment and management of polycystic ovary syndrome. Hum Reprod,2018,33(9): 1602-1618.

6. 中华医学会生殖医学分会. 中国高龄不孕女性辅助生殖临床实践指南. 中国循证医学杂志,2019,19(3): 253-270.

7. 中华医学会生殖医学分会. 输卵管性不孕诊治的中国专家共识. 生殖医学杂志,2018,27(11): 1048-1056.

8. 中华医学会生殖医学分会. 关于胚胎移植数目的中国专家共识. 生殖医学杂志,2018,27(10):940-945.

9. 中华医学会生殖医学分会. 促排卵药物使用规范(2016). 生殖医学杂志,2017,26(4):302-307.

10. LAMBALK CB,BANGA FR,HUIRNE JA,et al. GnRH antagonist versus long agonist protocols in IVF:a systematic review and meta-analysis accounting for patient type. Hum Reprod Update,2017,23(5):560-579.

11. ZEGERS-HOCHSCHILD F,ADAMSON GD,DYER S,et al. The International Glossary on Infertility and Fertility Care. Hum Reprod,2017,32(9):1786-1801.

12. The use of preimplantation genetic testing for aneuploidy(PGT-A):a committee opinion. Fertil Steril,2018,109 (3):429-436.

13. AGARWAL A,GUPTA S,SHARMA R. Andrological Evaluation of Male Infertility:A Laboratory Guide. Cham: Springer,2016.

14. 孙青,王秀霞,张松英,等. 胚胎实验室关键指标质控专家共识. 生殖医学杂志,2018,27(9):836-851.

15. 中华医学会生殖医学分会第一届实验室学组. 人类体外受精-胚胎移植实验室操作专家共识(2016). 生殖医学杂志,2017,26(01):6-13.

16. RIENZI L,GRACIA C,MAGGIULLI R,et al. Oocyte,embryo and blastocyst cryopreservation in ART:systematic review and meta-analysis comparing slow-freezing versus vitrification to produce evidence for the development of global guidance. Hum Reprod Update,2017,23(2):139-155.

17. 张宁媛,黄国宁,范立青,等. 胚胎植入前遗传学诊断与筛查实验室技术指南. 生殖医学杂志,2018,29 (9):819-827.

18. 《胚胎植入前遗传学诊断/筛查专家共识》编写组. 胚胎植入前遗传学诊断/筛查技术专家共识. 中华医学遗传学杂志,2018,35(2):151-155.

19. 卫生部关于修订人类辅助生殖技术与人类精子库相关技术规范、基本标准和伦理原则的通知. 卫科教发,2003,176号.

20. 白符,陈振文,樊延军. 我国人类精子库管理现况及建议. 医学与哲学,2018,596(5):32-34.

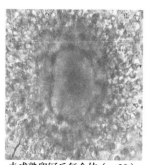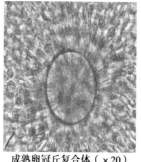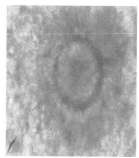

未成熟卵冠丘复合体（×20）　　成熟卵冠丘复合体（×20）　　过熟卵冠丘复合体（×20）

图 5-1　卵冠丘复合体的形态学评估

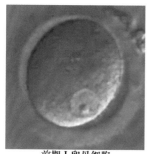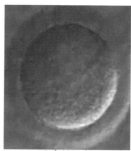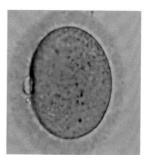

前期 I 卵母细胞　　　　　　MI 卵母细胞　　　　　　MII 卵母细胞

图 5-2　卵母细胞核成熟度的评估

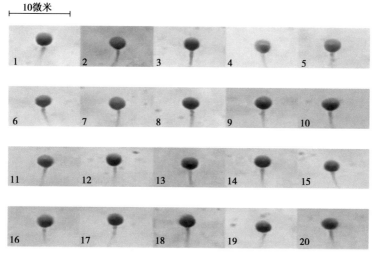

图 5-4　正常精子形态学评估

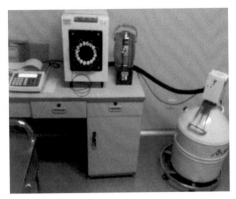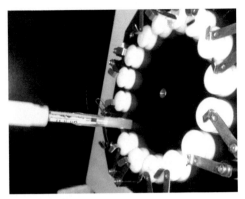

图 5-6 程序化冷冻仪和装载胚胎载杆

图 5-8 玻璃化冷冻载杆和胚胎位置

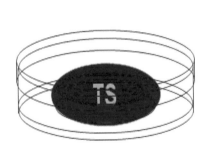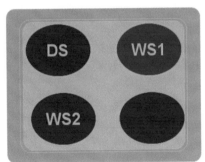

图 5-9 玻璃化解冻皿制备

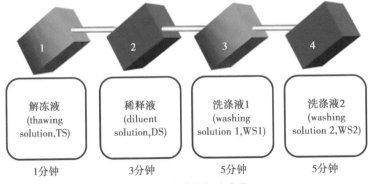

解冻液 (thawing solution, TS)	稀释液 (diluent solution, DS)	洗涤液1 (washing solution 1, WS1)	洗涤液2 (washing solution 2, WS2)
1分钟	3分钟	5分钟	5分钟

图 5-10 玻璃化解冻步骤